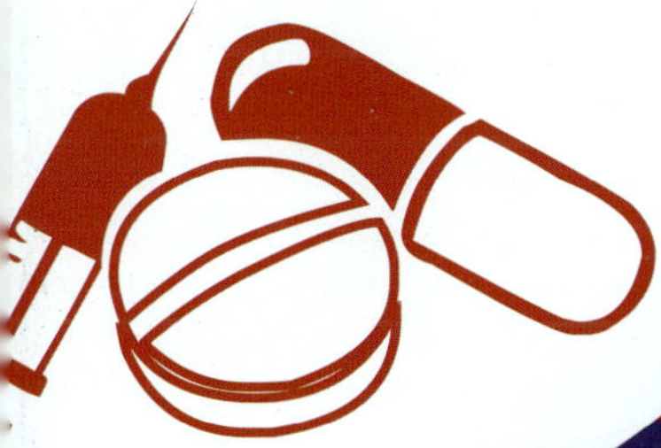

Essentiel
iECN

LIVRE DES **COLLÈGES**

W0204780

Médicaments

L'essentiel pour l'iECN

Collège National
de Pharmacologie Médicale (CNPM)

Collège National des Enseignants
de Thérapeutique (APNET)

COLLÈGES

iECN

Dr Caroline Victorri-Vigneau

CNPM
COLLÈGE NATIONAL DE PHARMACOLOGIE MÉDICALE

APNET

MED-LINE
Editions

Éditions Med-Line
127, rue Jeanne d'Arc
75013 Paris
Tél. : 09 70 77 11 48
www.med-line.fr

Collection dirigée par le Pr Serge Perrot

Composition et mise en pages : Meriem Rezgui.
Couverture : Meriem Rezgui.

Médicaments, L'essentiel pour l'iECN
© 2018 MED-LINE

ISBN 978-2-84678-224-1

Toute représentation ou reproduction, intégrale ou partielle, faite sans le consentement des auteurs, ou de leurs ayants droit ou ayants cause, est illicite (loi du 11 mars 1957, alinéa 1er de l'article 40). Cette représentation ou reproduction, par quelque procédé que ce soit, constituerait une contrefaçon sanctionnée par les articles 425 et suivants du Code Pénal.

Préface

Plus de 10 % des questions isolées ou au sein des cas cliniques progressifs posées à l'ECN ont porté, ces dernières années, sur la pharmacologie et l'utilisation des médicaments en thérapeutique. Un ouvrage de synthèse sur le médicament était nécessaire pour rassembler sous forme de fiches dernier tour les notions essentielles de pharmacologie et de thérapeutique dispersées tout au long des items de l'ECN.

Un livre pour connaître les médicaments autrement

Dans cet ouvrage, l'auteure principale, Caroline Victorri-Vigneau, pharmacologue, apporte une vision nouvelle, rodée lors d'enseignements et de discussions avec les étudiants de DFASM, pour aller au plus près de la préparation à l'ECN, efficacement. L'ouvrage a été validé et revu par le Collège National de Pharmacologie Médicale (CNPM) et le Collège National des Enseignants de Thérapeutique (APNET).

Comprendre pour apprendre !

Au-delà de fiches dernier tour, cet ouvrage est véritablement un ouvrage pédagogique. Il synthétise la pharmacologie et la thérapeutique éparpillées tout au long des items de l'ECN : les médicaments essentiels, leurs mécanismes d'action, leurs effets attendus, mais aussi leurs effets indésirables, sont présentés sous un format synthétique, clair et illustré.

Du mode d'action au mode d'emploi

Il est facile d'appréhender la thérapeutique et le bon usage du médicament, en comprenant les mécanismes d'action et la pharmacologie. Cet ouvrage y contribue en offrant des schémas didactiques sur les mécanismes d'action et des classifications en découlant.

L'ECN efficacement et simplement

Par ces approches, cet ouvrage est un véritable complément au livre référentiel de l'UE 10, rédigé par les Collèges de pharmacologie et de thérapeutique. Il permettra de réviser efficacement et simplement tout ce qui concerne le médicament à l'ECN mais aussi tout au long des études. Un livre qui rend plus intelligent !

Pr Mathieu Molimard
Président du Collège National de Pharmacologie Médicale (CNPM)

Pr Jean Doucet
Président du Collège National des Enseignants de Thérapeutique (APNET)

Pr Serge Perrot
Membre du bureau du Collège National des Enseignants de Thérapeutique (APNET),
Directeur de la collection

Introduction

Chers Etudiants,

Ce livre est le fruit d'un travail réalisé au fil des années, au cœur de l'enseignement de la pharmacologie. Cette discipline est souvent perçue comme difficile : des listes de médicaments, des listes d'effets indésirables.... Or, la pharmacologie est une discipline passionnante, transversale, et nous, enseignants, tentons au quotidien de transmettre cette passion à nos étudiants.

Comprendre les mécanismes physiopathologiques sur lesquels reposent les cibles pharmacologiques des médicaments, permet logiquement d'intégrer une grande partie des effets indésirables, des contre-indications des médicaments et de plus facilement appréhender les stratégies thérapeutiques : c'est le défi que nous vous proposons.

Non à l'exhaustivité ! Votre programme des ECN est très chargé, aussi l'objectif de ce livre est de vous rappeler le minimum que tout étudiant de DFASM3 doit savoir, pour passer le concours. Pour chacun des items, pour lesquels il vous est demandé de connaitre la prise en charge médicamenteuse, un schéma vous rappelle les cibles pharmacologiques des traitements, puis les traitements actuellement utilisés, leurs principaux effets indésirables et contre-indications, suivi de la stratégie thérapeutique basée sur les recommandations officielles en vigueur en France.

Chaque fiche a été revue par des pharmacologues et des thérapeutes. L'ouvrage est validé par le Collège National de Pharmacologie Médicale (CNPM) et le Collège National des Enseignants de Thérapeutique (APNET). Il est un complément utile au référentiel Le bon usage du médicament et des thérapeutiques non médicamenteuses, réalisé par les deux Collèges.

Enfin, je ne peux écrire cette préface sans :

- remercier le Pr Pascale Jolliet, Chef du Service de Pharmacologie Clinique du CHU et Doyen de la Faculté de Médecine de Nantes à qui je dois mon engagement dans la Pharmacologie,
- dédier ce livre à mes étudiants nantais ; vous remplissez mes amphis, votre curiosité, votre spontanéité, vos questions m'ont poussée toujours plus loin sur les chemins de la pédagogie ; c'est avec vous, avec une craie devant un tableau, qu'ont été réalisés une grande partie des schémas de ce livre pour faciliter votre compréhension. Je tiens à vous remercier pour chaque heure de cours, où se confrontent mon exigence bienveillante, ma passion et mon enthousiasme à votre intérêt, votre confiance et votre envie d'apprendre.

Dr Caroline Victorri-Vigneau

Introduction

Les auteurs

Rédaction

Dr Caroline Victorri-Vigneau
Service de Pharmacologie Clinique, Faculté de Médecine, CHU Nantes, Université de Nantes

Participation au choix des informations et à la réalisation des synthèses
Dr Sophie Gautier
Service de Pharmacologie Clinique, CHRU de Lille

Aide à la rédaction

Pr Eric Dailly
Service de Pharmacologie Clinique, Faculté de Médecine, CHU Nantes, Université de Nantes

Dr Pierre-Olivier Girodet
Service de Pharmacologie Médicale, CHU de Bordeaux, Université de Bordeaux

Dr Matthieu Grégoire
Service de Pharmacologie Clinique, Faculté de Médecine, CHU Nantes, Université de Nantes

Pr Gilles Potel
Pôle Hospitalo-Universitaire Urgences-Médecine-Soins Critiques, CHU Nantes

Relecture (Pharmacologues et Thérapeutes)

Pr Marc Bardou
Service de Pharmacologie Médicale, Service d'Hépato Gastroentérologie, CIC INSERM 1432, CHU de Dijon

Pr Laurent Becquemont
Service de Pharmacologie, CHU Paris Sud (Bicêtre)

Dr Matthieu Bereau
Service de Neurologie, CHU de Besançon

Pr Philippe Bertin
Service de Rhumatologie et Centre de la Douleur, CHU de Limoges

Pr Laurent Bertoletti
Service de Médecine Vasculaire et Thérapeutique, CHU de Saint-Etienne

Pr Jacques Blacher
Centre de Diagnostic et de Thérapeutique, Hôpital Hôtel-Dieu, Université Paris-Descartes

Pr Régis Bordet
Département de Pharmacologie Médicale, Faculté de Médecine, Université de Lille, CHU Lille

Pr Béatrice Bouhanick
Service d'HTA et de Thérapeutique, Pôle Cardiovasculaire et Métabolique, CHU Rangueil, Toulouse

Dr Marie Briet
Service de Pharmacologie, Toxicologie et Centre de Pharmacovigilance, CHU d'Angers, Université d'Angers

Pr Alain Cariou
Service de Réanimation Médicale, Hôpital Cochin, Université Paris-Descartes

Dr Jade Ghosn
Unité de Thérapeutique en Immunoinfectiologie, Hôpital Hôtel-Dieu, Université Paris Descartes

Pr Gisèle Pickering
Laboratoire de Pharmacologie Fondamentale et Clinique de la Douleur, Inserm Neurodol 1107, Faculté de Médecine, Service de Pharmacologie Clinique/Inserm CIC1405, CHU de Clermont-Ferrand

Pr Geneviève Plu-Bureau
Unité de Gynécologie, Endocrinologie, Hôpital Cochin-Port-Royal, Université Paris-Descartes

Pr Patrick Rossignol
Centre d'Investigation Clinique Plurithématique Pierre Drouin-INSERM-CHRU de Nancy

Dr Benoit Rousseau
Pharmacologie Clinique, Faculté de Médecine de l'Université Paris Est Créteil, Hôpital Henri Mondor, Créteil

Dr Joe-Elie Salem
Institut Cardiométabolisme et nutrition, INSERM UPMC UMRS 1166, Hôpital La Pitié-Salpêtrière

Dr Alain Scheimann
Endocrinologue, Paris

Pr Jean-Paul Viard
Unité de Thérapeutique en Immunoinfectiologie, Hôpital Hôtel-Dieu, Université Paris Descartes

Pr Pascale Vergne-Salle
Service de Rhumatologie et Centre de la Douleur, CHU Dupuytren, Limoges

Validation de l'ouvrage

Pr Mathieu Molimard
Service de Pharmacologie Médicale, CHU de Bordeaux, Université de Bordeaux

Pr Serge Perrot
Centre de la Douleur et d'Education Thérapeutique, Hôtel-Dieu, Hôpital Cochin, Université Paris Descartes

Remerciements

- aux étudiants nantais :
  Andrew, Benoît, Charles, Isabelle, Léandre et Nicolas, étudiants relecteurs de ces fiches
  Benjamin, pour son aide pour les schémas
  Nicolas Wagner, pour la mise en forme des fiches
- à Marie Gérardin pour ses talents de dessinatrice

Sommaire

Partie 7. Oncologie

Partie 8. Pneumologie

Partie 9. Psychiatrie

Partie 10. Rhumatologie

Partie 11. Urologie

Liste des abréviations

Ach	acétylcholine
ACFA	arythmie cardiaque par fibrillation auriculaire
ADN	acide désoxyribonucléique
ADP	adénosine diphosphate
AINS	anti inflammatoire non stéroïdien
ALD	affection de longue durée
AMM	autorisation de mise sur le marché
ANSM	agence nationale de sécurité du médicament et des produits de santé
AOD	anticoagulant oral direct
AOMI	artériopathie oblitérante des membres inférieurs
AP	anti psychotique
ARA	antagoniste des récepteurs de l'angiotensine
ARN	acide ribonucléique
ATCD	antécédent
ATD	antidépresseur
ATP	adénosine triphosphate
AVC	accident vasculaire cérébral
AVK	antivitamine K
BAV	bloc auriculoventriculaire
BDCA	bronchodilatateur courte durée action
BDLA	bronchodilatateur longue durée action
BHE	barrière hémato-encéphalique
BMI	body mass index
BPCO	bronchopneumopathie chronique obstructive
BZD	benzodiazépine
CCQ	céphalées chroniques quotidiennes
CI	contre-indication
COMT	catechol-O-méthyl transférase
CSI	corticostéroïde inhalé
CSO	corticostéroïde oral
CVF	capacité vitale forcée
DA	dopamine
DCI	dénomination commune internationale
DHE	dihydroergotamine
DPP4	dipeptidyl peptidase 4
DSM	Diagnostic and Statistical Manual of Mental disorders (manuel diagnostique et statistique des troubles mentaux)
ECG	électrocardiogramme
EGFR	epidermal growth factor receptor
EI	effet indésirable
FA	fibrillation auriculaire
FOGD	fibroscopie oeso-gastro-duodénale
FSH	hormone folliculo stimulante
GABA	acide gamma amino butyrique
GCSF	granulocyte colony stimulating factor
GLP1	glucagon like peptide 1
GNRH	gonadotropin releasing hormone
HAS	haute autorité de santé
HBP	hypertrophie bénigne de la prostate
HBPM	héparine de bas poids moléculaire
HDL	high density lipoprotein
HNF	héparine non fractionnée
HP	helicobacter pylori
HTA	hypertension artérielle
5HT	5 hydroxy tryptamine = sérotonine

ICOMT	inhibiteur de la catechol-O-méthyl transférase
IC	insuffisance cardiaque
IDM	infarctus du myocarde
IEC	inhibiteur enzyme de conversion
IM	intra-musculaire
IMAO	inhibiteur de la monoamine oxydase
IMC	indice de masse corporelle
INR	International normalised ratio
IPP	inhibiteur de la pompe à protons
IR	insuffisance rénale
IRSNA	inhibiteur de la recapture de la sérotonine et de la noradrénaline
ISRS	inhibiteur sélectif de la recapture de la sérotonine
IST	infection sexuellement transmissible
IV	intra veineux
LABA	long-acting β2-adrenergic receptor agonists
LAMA	long-acting muscarinic acetylcholine receptor antagonists
LCR	liquide céphalo rachidien
LDL	low density lipoprotein
LH	hormone luteinisante
LP	libération prolongée
LEMP	leuco encéphalopathie multifocale progressive
MAO	monoamine oxydase
MMSE	mini mental state examination
MTEV	maladie thromboembolique veineuse
Nad	noradrénaline
NFS	numération de la formule sanguine
NL	neuroleptique
NMDA	N-méthyl-D-aspartate
OAP	œdème aigu du poumon
PG	prostaglandine
Pgp	permeability glycoprotein
PGI2	prostacycline
PO	*per os*
RGO	reflux gastro-oesophagien
SABA	short-acting β2-adrenergic receptor agonists
SAMA	short-acting muscarinic acetylcholine receptor antagonists
SC	sous cutané
SEP	sclérose en plaques
SEP-RR	sclérose en plaques récurrente rémittente
SEP-PP	sclérose en plaques progressive primaire
SNC	système nerveux central
SRA	système rénine angiotensine
TA	tension artérielle
TB	trouble bipolaire
TG	triglycérides
TIH	thrombopénie induite à l'héparine
TRH	thyrotropin releasing hormone
THS	traitement hormonal substitutif
TO	tension, tonus oculaire
TSH	thyroid stimulating hormone
TXA2	thromboxane A2
VEGF	vascular endothelial growth factor
VEMS	volume expiratoire maximal par seconde
VHB	virus de l'hépatite B
VHC	virus de l'hépatite C
VIH	virus de l'immunodéficience humaine
VLDL	very low density lipoprotein

1re partie

INDISPENSABLES PRÉREQUIS

Indispensables prérequis

Effets cholinergiques et anticholinergiques (M : récepteurs muscariniques, N : nicotiniques)

Organe		Effets cholinergiques	Effets atropiniques
Cœur	M	Chronotrope négatif - Dromotrope négatif- Inotrope négatif- (modeste)	Tachycardie
Vaisseaux	M	Vasodilatation, libération NO	
Bronches	M	Bronchoconstriction, ↑ sécrétions	
Sécrétions	M	↑ toutes sécrétions	Sécheresse buccale
Tube digestif	M	↑ Tonus et péristaltisme, relâchement sphincters	Constipation
Vessie	M	Contraction détrusor, relâchement sphincter	Dysurie
Œil	M	Myosis, spasme accomodation, ↓ TO	Mydriase, ↑ TO
SNC	M,N	↑ apprentissage, mémorisation	Confusion
Muscle	N	Contraction muscle strié	

TO : Tension, tonus oculaire

Représentation graphique : dans le livre, pour faciliter la compréhension et la mémorisation, certains médicaments seront représentés par un smiley.

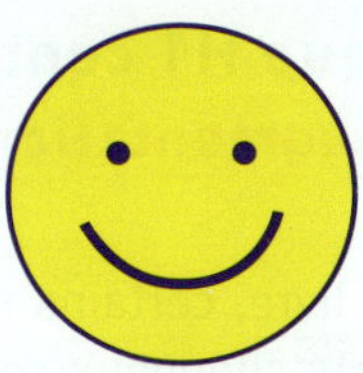

Ce smiley portera différents chapeaux correspondant au profil de fixation du médicament. Les médicaments anticholinergiques porteront le chapeau rouge suivant :

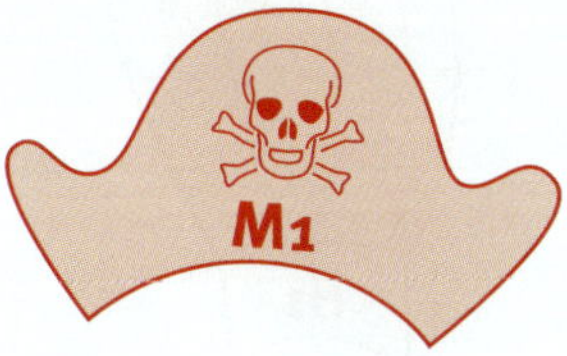

Effets adrénergiques et adrénolytiques

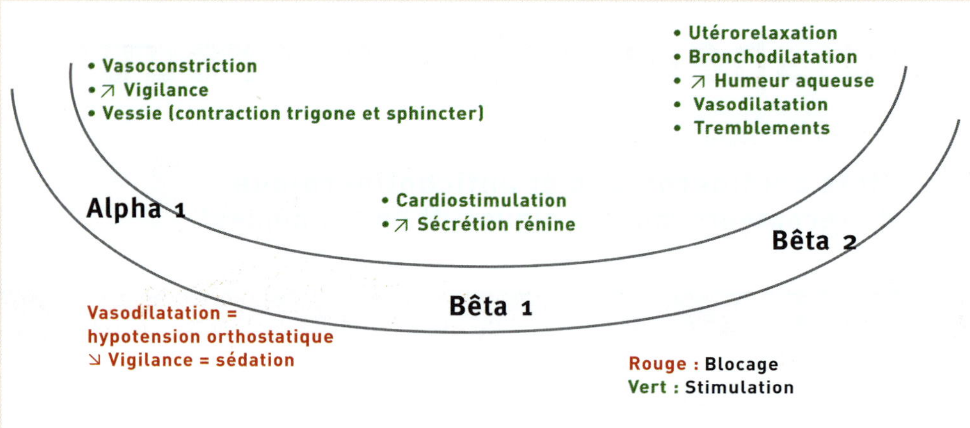

Adapté de Pathologies cardio-vasculaires, C.Libersa, J.Caron, 2e Édition, Masson

Représentation graphique : dans le livre, certains médicaments seront représentés par un smiley, Ce smiley portera différents chapeaux correspondant au profil de fixation du médicament.
Les médicaments alpha 1 bloquants porteront le chapeau rouge suivant :

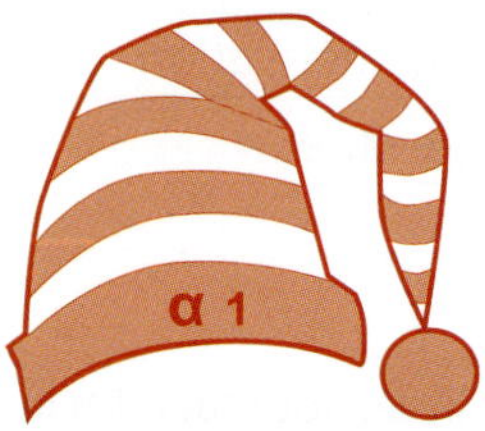

Effets anti histaminique H1 centraux
associés à sédation + augmentation appétit (prise de poids)

Représentation graphique : dans le livre, certains médicaments seront représentés par un smiley. Ce smiley portera différents chapeaux correspondant au profil de fixation du médicament
Les médicaments anti H1 porteront le chapeau rouge suivant :

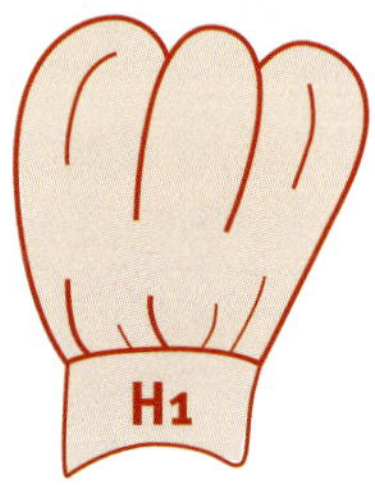

Domaine dopaminergique

- **SNC**
  - **Voie nigro-striatale :** stimulation = ***antiparkinsonien*** (= agonistes) ; blocage = syndrome extrapyramidal.
  - **Voie méso-limbique :** stimulation = hyperactivité, hallucinations, cauchemars (***antipsychotiques*** = antagonistes) et **méso-corticale** blocage = aggravation signes négatifs de la schizophrénie (émoussement affectif, aboulie, anhédonie).
  - **Voie tubéro infundibulaire :** stimulation = diminution de la prolactine, arrêt de la lactation (inhibiteurs de la prolactine = agonistes).

- **Anatomiquement central mais pharmacologiquement périphérique (en dehors BHE)**
  - **Chemo trigger zone :** stimulation = nausées vomissements (***antiémétiques*** = antagonistes).

- **Périphérique**
  - **Cardiovasculaire : stimulation récepteurs dopaminergiques = vasodilatation.**

Représentation graphique : dans le livre, certains médicaments seront représentés par un smiley, Ce smiley portera différents chapeaux correspondant au profil de fixation du médicament.
Les médicaments antagonistes dopaminergiques porteront le chapeau rouge suivant :

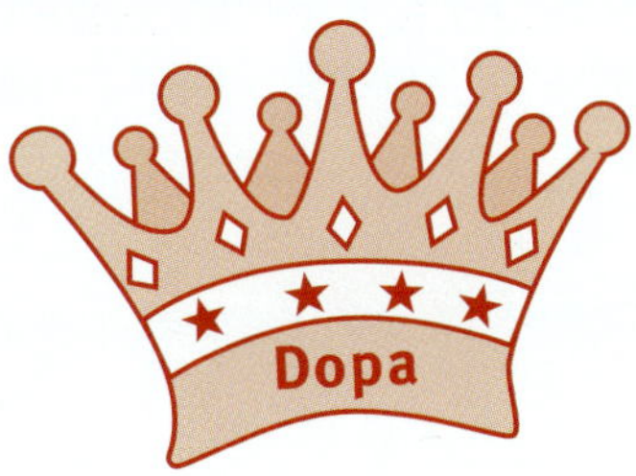

2e partie

CARDIOLOGIE

Chapitre 2.1

Amines utilisées en urgence

- **Les catécholamines sont des substances cardio-vaso-actives utilisées dans le traitement des états de choc. Leurs propriétés pharmacologiques différentes expliquent leurs utilisations.**
- **Médicaments d'urgence :** la question de la tolérance ne se pose pas.
- **Propriété pharmacologique commune :** effet inotrope positif (bêta 1) **Attention aux patients recevant des bêtabloquants.**
- **Indication commune :** bas débit cardiaque

– insuffisance cardiaque aiguë ;

– états de choc.

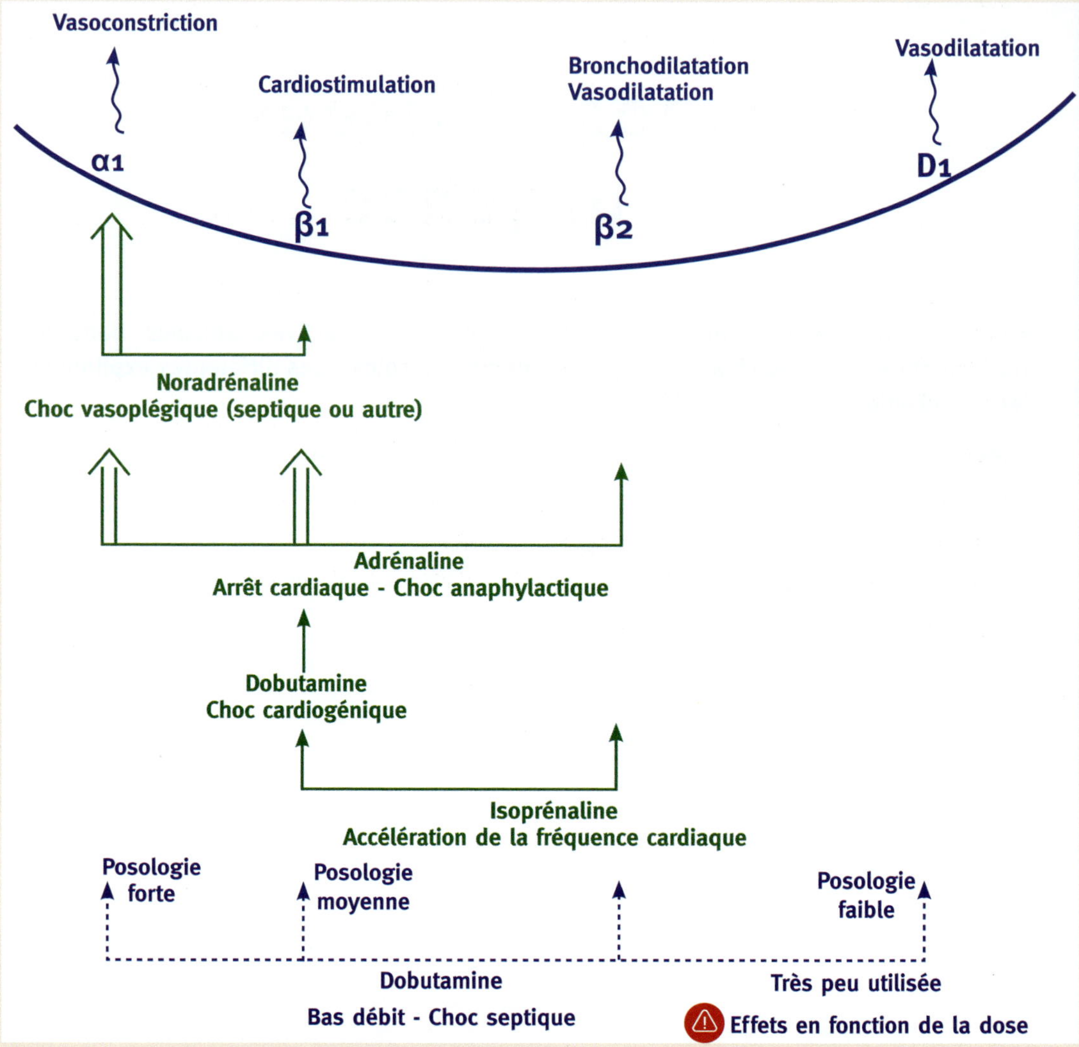

Le schéma présente les différents récepteurs adrénergiques, et les effets cardiovasculaires de leur stimulation. En-dessous, les différentes amines et leurs profils de fixation. La largeur des flèches indique l'affinité préférentielle. Les indications figurent pour chaque amine (adapté de Pathologies cardio-vasculaires, C.Libersa, J.Caron, 2e Édition, Masson).

ITEMS CONCERNÉS

UE 11 - N° 327. Arrêt cardio-circulatoire

– Connaître l'épidémiologie de la mort subite de l'adulte, l'importance de la chaine de survie dans le pronostic.

– Diagnostiquer un arrêt cardio-circulatoire.

– Prise en charge immédiate pré-hospitalière et hospitalière (posologies).

– Connaître l'épidémiologie de l'arrêt cardio-respiratoire chez l'enfant et les spécificités de sa prise en charge.

UE 11 - N° 328. État de choc. Principales étiologies : hypovolémique, septique (voir item 154), cardiogénique, anaphylactique

– Diagnostiquer un état de choc chez l'adulte et chez l'enfant.

– Prise en charge immédiate pré-hospitalière et hospitalière.

– Reconnaître et traiter un choc méningococique - purpura fulminans (posologies) (voir item 148)

UE 11 - N° 333. Œdème de Quincke et anaphylaxie

– Diagnostiquer un œdème de Quincke et une anaphylaxie.

– Prise en charge immédiate pré-hospitalière et hospitalière (posologies).

Médicaments de cardiologie

Classe pharmacologique	Mécanisme d'action	Principales indications	EI/CI	Interactions
Médicaments SRA *IEC « pril »* *ARAII « sartan »* Inhibiteurs de la rénine *aliskiren*	**Effets hémodynamiques :** Résistances vasculaires périphériques diminuées **Effets rénaux :** augmentation flux sanguin, effet antiprotéinurique **Effets humoraux :** diminution angiotensine 2 et aldostérone Augmentation bradykinine (IEC)	**HTA** **Insuffisance cardiaque** (post IDM, Néphropathie diabétique)	CI **Grossesse** EI Toux (IEC) EI hyperK (si interaction, IR) CI EI IR aiguë CI **sténose bilatérale art. rénales** EI Œdème angioneurotique CI EI Entéropathie grave : olmésartan	AINS (IR, hyperK) Lithium (aug lithémie) Diurétique épargnK (hyperK) Pas d'association IEC + ARAII (IR, HyperK)
Inhibiteurs calciques **Action cardiaque (i-d-c-)** *verapamil, diltiazem* **Action vasculaire vasodilatateurs (circulation générale et coronaire) :** *dihydropiridine "dipine" nifédipine*	Inhibe l'entrée du Ca dans la cellule en bloquant les canaux voltage dépendant L	**HTA** **Angor** **Troubles du rythme**	EI Céphalées, flush, œdème membres inférieurs EI Bradycardie sinusale, BAV (diltiazem, verapamil) CI **BAV 2 et 3** EI Insuffisance cardiaque CI (diltiazem verapamil, effet i-)	Médicaments transformés par le CYP3A4 : verapamil et diltiazem puissants inhibiteurs du CYP3A4

Classe pharmacologique	Mécanisme d'action	Principales indications	EI/CI	Interactions
Bêta bloquants « lol » **cardiosélectifs** *aténolol, acébutolol* **antagoniste alpha** *labétalol, carvédilol* **ASI** *pindolol* **non sélectifs sans ASI** *propranolol, nadolol...*	Antagonistes récepteur β1 Diminution sécrétion rénine c- d- b- i-	**HTA** **Angor** **Insuffisance cardiaque** (métoprolol, bisoprolol, carvédilol, nébivolol) **Troubles du rythme** **Prévention secondaire de l'infarctus du myocarde** **Autres** (migraine, varices œsophagiennes, glaucome...)	EI Bradycardie EI Phénomène de Raynaud CI, refroidissement extrémités EI Insomnies cauchemars Impuissance, trouble de la libido EI BAV CI **BAV 2 et 3,** insuffisance cardiaque aiguë CI si non contrôlée EI Bronchoconstriction CI **asthme** **Angor de Printzmetal**	Potentialisation de l'effet anti hypertenseur d'autres médicaments
Dérivés nitrés *trinitrine, isosorbide trinitrate* *molsidomine*	Sources de NO Vasodilatation veineuse (diminution précharge) artérielle (diminution post charge mais réflexe sympathique) coronaire (augmentation débit sanguin coronaire) et action anti spastique	**Maladie coronarienne** Voie sublinguale (crise) Fenêtres thérapeutiques	EI Céphalées EI Hypotension EI Vasodilatation cutanée (érythème facial, bouffées de chaleur) CI **Inhibiteur phosphodiestérase de type 5**	Inhibiteur phosphodiestérase de type 5 (collapsus hypotensif)

I : inotrope, b : bathmotrope ; d : dromotrope ; c : chronotrope

Chapitre 2.3

Angor

1. Cibles pharmacologiques

• Résulte d'un déséquilibre au niveau du myocarde entre les besoins en O_2 et substrats métabolisables et les apports.

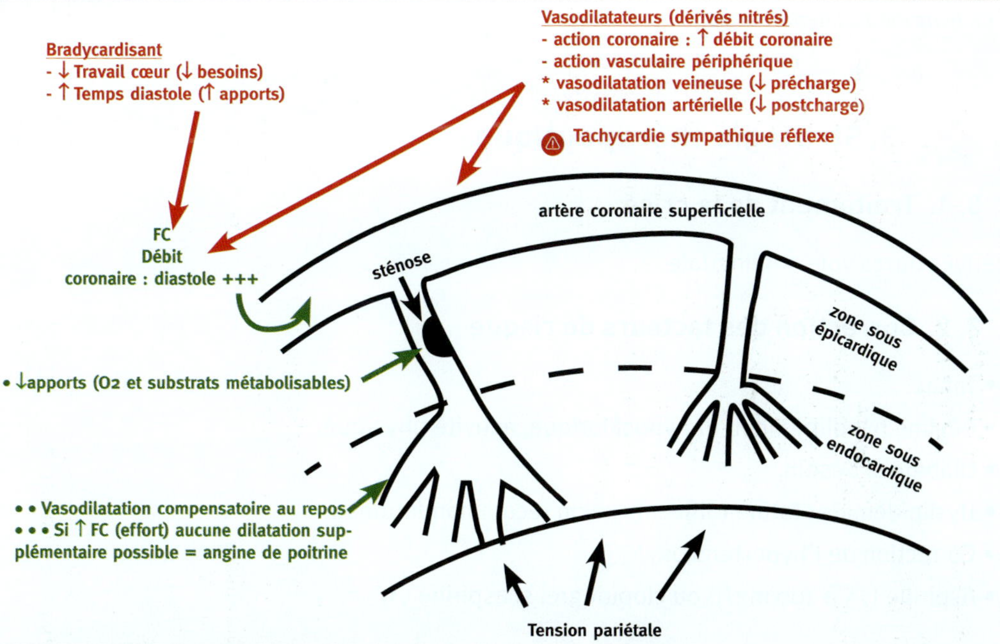

Les apports se font par le réseau vasculaire coronaire (diastole+++) ; fonction du débit et de la fréquence cardiaque (temps de diastole)

Autorégulation métabolique du débit coronaire: en cas de demandes accrues en O_2 et en substrats, ou de déficit anormal (sténose, partie gauche de la figure), il va y avoir une baisse locale d'oxygène et une diminution de la production cellulaire d'ATP qui entrainera l'accumulation locale d'adénosine vasodilatatrice qui va entrainer une vasodilatation locale du territoire sous endocardique qui pourra compenser dans un premier temps le défaut d'apport; cependant la réserve de dilatation est faible notamment au niveau sous endocardique qui est soumis, en raison des contraintes de tension pariétale qui lui sont imposées, à une vasodilatation compensatrice permanente. En cas d'augmentation de la fréquence cardiaque (effort), il n'y a aucune dilatation compensatoire supplémentaire possible : perturbations métaboliques, troubles de la contractilité, altérations électrocardiographiques et apparition de la douleur.

Cibles (en rouge sur la figure) :

- *Diminuer les besoins : bradycardisants ;*
- *Augmenter les apports : vasodilatateurs mais attention tachycardie sympathique réflexe.*

(adapté de Pathologies cardio-vasculaires, C.Libersa, J.Caron, 2e Édition, Masson)

2. Médicaments utilisés

ACTION : BRADYCARDISANTS

- *Bêta-bloquants*
- *Inhibiteurs calciques*

Cf. fiche médicaments cardio.

ACTION : VASODILATATEURS

- *Dérivés nitrés*

Cf. fiche médicaments cardio.

3. Stratégie thérapeutique

3. 1. Traitement de la crise

Dérivés nitrés voie sublinguale.

3. 2. Correction des facteurs de risque

- Tabac.
- Régime hypolipémiant et hypocalorique, activité physique.
- Diabète si besoin.
- Dyslipidémies statine (objectifs selon recommandations).
- Correction de l'hypertension.
- Aspirine (75 à 100 mg/j) ou clopidogrel si aspirine CI.

3. 3. Angor stable

3. 3. 1. Diminuer la fréquence cardiaque

- Inhibiteurs bêta-adrénergiques (grade A) (*Diminution FC, contractilité et tension pariétale*).
- Inhibiteurs calciques bradycardisants en cas de CI ou intolérance aux bêta-bloquants (*Diminution FC et contractilité (pour verapamil et diltiazem), diminution tension pariétale).*
- Ivabradine en cas de CI ou d'intolérance aux bêta-bloquants *(Diminution FC ; attention FC et CI verapamil et diltiazem (car inhibiteurs du 3A4 qui métabolise l'ivabradine))*

3. 3. 2. Vasodilatation

- Dérivés nitrés d'action prolongée (ou molsidomine ++).
- Agonistes des canaux potassiques *(nicorandil)*.
- Inhibiteurs calciques non bradycardisants (dihydropiridine).

Références

1. *HAS Maladie coronarienne stable 2014.*
2. *HAS ALD maladie coronarienne stable 2016.*
3. *AS ALD maladie coronarienne sable 2017.*

ITEMS CONCERNÉS

UE 8- N° 228. Douleur thoracique aiguë et chronique

- Diagnostiquer une douleur thoracique aiguë et chronique.
- Identifier les situations d'urgence et planifier leur prise en charge.

UE 11- N° 334. Syndromes coronariens aigus

- Diagnostiquer un syndrome coronarien aigu, une angine de poitrine et un infarctus du myocarde.
- Identifier les situations d'urgence et planifier leur prise en charge pré-hospitalière et hospitalière.
- Argumenter l'attitude thérapeutique et planifier le suivi du patient.
- Décrire les principes de la prise en charge au long cours.

Chapitre 2.4

Antithrombotiques

1. Cibles pharmacologiques

• **Thrombose** : correspond à la formation d'un caillot hémostatique composé de plaquettes et/ou de fibrine, dans des proportions variables en cas de thrombose veineuse ou artérielle. Trois facteurs pré-disposants :

– lésion de la paroi vasculaire : plaque d'athérome pour les artères (provoque l'adhésion des plaquettes, justifie d'utiliser des antiagrégants plaquettaire) ou lésion veinulaire ;

– altération du flux sanguin : par exemple immobilisation prolongée pour les atteintes veineuses, des troubles du rythme à l'échelle atriale ;

– anomalie de l'hémostase : thrombophilie biologique majeure, traitement œstroprogestatif.

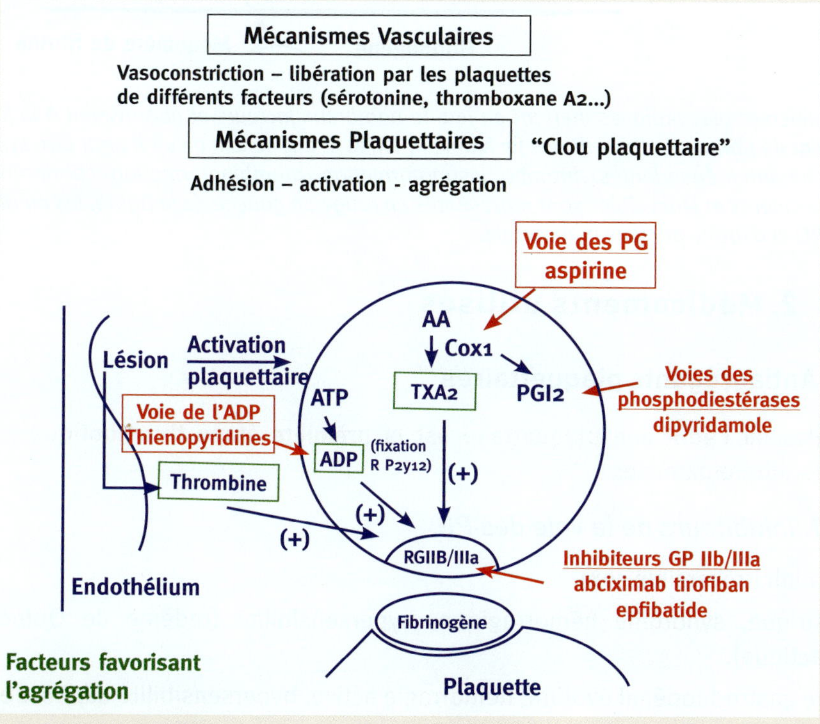

La figure synthétise les différentes étapes de la coagulation.
Les mécanismes plaquettaires aboutissant à la formation du « clou plaquettaire » : adhésion, stimulation et agrégation des plaquettes favorisée par l'ADP, la thrombine (formée au contact de la lésion) et le thromboxane A2 (fait partie des prostaglandines) qui favorise vasoconstriction et libération substances contenues dans les granules plaquettaires.
Les différentes classes pharmacologiques et leurs cibles figurent en rouge.

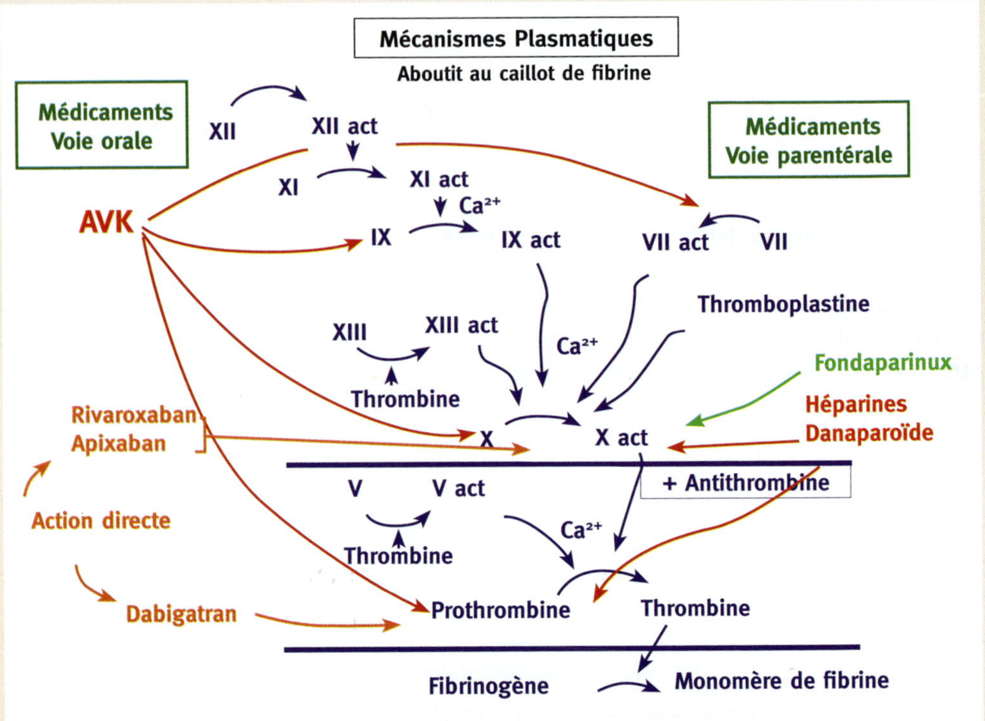

Les mécanismes plasmatiques mettent en jeu de nombreux facteurs et aboutissent à la formation d'un caillot de fibrine. Certains de ces facteurs : II, VII, X, IX ont besoin de vit K pour être synthétisés 3 étapes très interdépendantes : thromboplastinoformation, thrombinoformation et fibrinoformation. Les médicaments et leurs cibles sont représentés en rouge ; à gauche de la figure, les médicaments utilisés PO et à droite par voie parentérale.

2. Médicaments utilisés

2. 1. Antiagrégants plaquettaires

Pathologies où l'adhésion plaquettaire est la première étape thrombotique : atteintes artérielles athéromateuses.

2. 1. 1. Inhibiteurs de la voie des PG

Aspirine : inh irréversible cox1

EI : gastrique, syndrome hémorragique, hypersensibilité (œdème de Quincke, choc anaphylactique).

CI : ulcère gastroduodénal évolutif, hémorragie active, hypersensibilité aspirine et AINS.

2. 1. 2. Voie de l'adénosine diphosphate

Clopidogrel : thienopyridine, promédicament (métabolisme hépatique) ; bloque R plaquettaire P2Y12

EI : risque hémorragique, hypersensibilité.

CI : hémorragie active (dont ulcère gastroduodénal évolutif), hypersensibilité, insuffisance hépatique sévère.

Prasugrel : thienopyridine, promédicament, bloque R plaquettaire P2Y12 irréversible.

EI, CI idem clopidogrel + CI ATCD AVC (augmentation du risque d'hémorragie).

Avantage/clopidogrel : effet biologique plus homogène, plus puissant (risque hémorragique plus élevé).

Ticagrélor : inhibition directe et réversible du P2Y12 ; ce n'est pas une prodrogue.

EI : idem clopidogrel + augmentation risque de dyspnée (risque spécifique) et précaution si insuffisance cardiaque ou respiratoire ou trouble conduction

Interactions : substrat du 3A4 et PgP.

2. 2. Anticoagulants

Pathologies thromboemboliques, situation où la formation du thrombus dépend d'une activation de la cascade de la coagulation (MTEV, fibrillation atriale, valves mécaniques).

CI communes : saignement actif, endocardite infectieuses, HTA non contrôlée.

ATCD TIH pour les héparines (si TIH = proposer danaparoïde), ne pas utiliser les AVK pendant la grossesse.

EI des anticoagulants

Accidents hémorragiques, TIH pour les héparines (très majoritairement les héparines non fractionnées).

2. 2. 1. Inhibiteurs de l'activité des facteurs de coagulation

Héparines (HNF, HBPM), fondaparinux

Activation antithrombine ; injectables, action rapide mais indirecte (nécessite la présence d'antithrombine pour l'effet anti-Xa).

HNF	HBPM	Fondaparinux
Activité anti IIa et anti Xa Activité anticoag imprévisible → Surveillance par anti-Xa Pas CI IR EI TIH : surveillance plaquettes Antidote : sulfate de protamine sur l'activité anti-IIa.	Activité anti Xa >> anti IIa Activité anticoag prédictible → Pas de surveillance activité CI IR sévère à terminale EI TIH : surveillance plaquettes si post chirurgie (surtout si traitement prolongé) Pas d'antidote spécifique	Activité anti Xa pure Produit synthétique (pas de risque sanitaire) Activité anticoag prédictible Pas de surveillance activité CI IR Pas TIH Pas antidote

AOD (anticoagulants oraux directs) soit anti-IIa (dabigatran (prodrogue)) soit anti-Xa (rivaroxaban, apixaban) : inhibe directement un facteur de la coagulation; action rapide, pas de surveillance activité, attention aux interactions médicamenteuses (P-gp/CYP3A4).

CI : IR ou hépatiques sévères, hémorragie active.

2. 2. 2. Inhibiteurs de la synthèse des facteurs de coagulation

Antivitamines K (acénocoumarol, fluindione, warfarine) : PO, délai action long, effet anticoagulant retardé, adaptation des posologies par la surveillance de l'INR.

3. Stratégies thérapeutiques

3. 1. Antiagrégants plaquettaires

• Aspirine : première intention dans la prévention secondaire des pathologies athéromateuses (coronaropathies, athérome cérébral) ; clopidogrel idem, soit en association avec aspirine dans les syndromes coronariens aigus soit en monothérapie si contre-indication à l'aspirine);

• Prasugrel, ticagrélor: en association avec aspirine dans les syndromes coronariens aigus.

3. 2. Anticoagulants

3. 2. 1. Prévention MTEV

• En chirurgie : HBPM dose préventive, 10 à 30 j ; HNF si IR ; AOD prothèse hanche et genou.

• En médecine : HBPM, fondaparinux ; HNF si IR ; 7 à 14 j ; pas de surveillance plaquettes ; pas AOD.

3. 2. 2. Traitement MTEV

• Anticoagulant injectable d'action rapide minimum 5 j (HBPM ou Fonda, HNF si et seulement si insuffisance rénale sévère) + AVK poursuivi seul dès 2INR consécutifs ≥ 2

• Ou rivaroxaban (15 mg/12 h pendant 21 j puis 20 mg/24 h) ou apixaban (10 mg/12 h pendant 7 j puis 5 mg/12 h) (pas de remboursement du dabigatran dans cette indication).

3. 2. 3. Prévention complications thromboemboliques artérielles des cardiopathies emboligènes

• AVK (FA, valves).

• AOD validés comme alternative dans la FA non valvulaire, contre-indiqué si prothèse mécanique.

ITEMS CONCERNÉS

UE 8- N° 224. Thrombose veineuse profonde et embolie pulmonaire (voir item 326)

– Diagnostiquer une thrombose veineuse profonde et/ou une embolie pulmonaire.
– Identifier les situations d'urgence et planifier leur prise en charge.
– Argumenter l'attitude thérapeutique et planifier le suivi du patient.
– Connaître les indications et les limites d'un bilan de thrombophilie.

UE 10- N°326. Prescription et surveillance des classes de médicaments les plus courantes chez l'adulte et chez l'enfant. Connaître pour chacune les mécanismes d'action de classe et des produits individuels, les principes du bon usage, les critères de choix d'un médicament en première intention, les causes d'échec, les principaux effets indésirables et interactions

– Principales classes d'antibiotiques, d'antiviraux, d'antifongiques et d'antiparasitaires (voir item 173).
– Anti-inflammatoires stéroïdiens et non stéroïdiens
– Antihypertenseurs (voir item 221).
– Antithrombotiques (voir item 224).
– Diurétiques (voir item 264).
– Psychotropes (voir item 72).
– Hypolipémiants et médicaments du diabète (voir items 220, 245).
– Antalgiques (voir item 132).
– Contraceptifs, traitement de la ménopause et des dysfonctions sexuelles (voir items 35, 120, 122).
– Anticancéreux (voir item 291).

Chapitre 2.5

Diurétiques

1. Cibles pharmacologiques

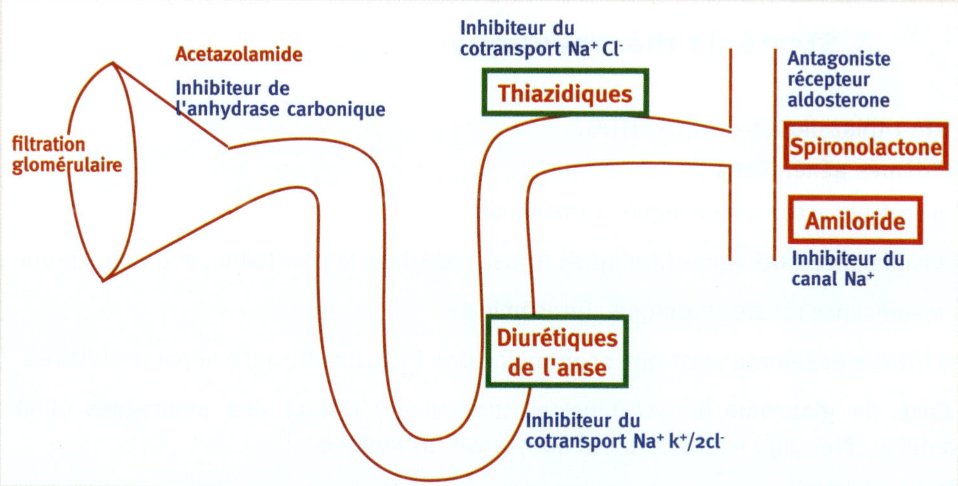

La figure représente de manière extrêmement schématique, en rouge les médicaments, en bleu leurs principales actions ; les médicaments hypokaliémants sont entourés en vert et les diurétiques épargneurs potassiques en rouge. La résultante commune de l'action des natriurétiques est une élimination accrue de sodium mais le mode et le site d'action de ces médicaments sont différents tout au long du néphron. Cette notion est à la base de la classification des diurétiques séparés en différents groupes selon que la perte de sodium soit ou non associée à une perte de potassium : diurétiques hypo ou hyperkaliémants.

2. Médicaments utilisés

- **EI communs aux natriurétiques :**

– Déplétion hydrosodée avec hypotension orthostatique ;

– Déplétion hydrosodée avec IR fonctionnelle ;

– Déplétion hydrosodée avec hyponatrémie ;

– Hyperuricémie, goutte.

- **CI commune aux natriurétiques : grossesse.**

- **Diurétiques de l'anse,** *furosémide* : action puissante, rapide et courte ; utilisé dans situations d'urgence (OAP) ET dans les états congestifs chroniques (I cardiaque).
Seuls diurétiques utilisables dans l'insuffisance rénale sévère.

• **Diurétiques thiazidiques :** effet moins puissant/anse mais s'étale sur le nycthémère ; HTA.

• **Diurétiques d'épargne potassique :** peu puissant, action lente et prolongée.

– Anti-aldostérone : *spironolactone, éplérénone, canrénone*. **EI** gynécomastie (spironolactone)

– *amiloride*

• **Inhibiteurs de l'anhydrase carbonique :** *acétazolamide* traitement d'urgence.

3. Stratégie thérapeutique

• **HTA :** thiazidiques (cf. fiche HTA).

• **Œdèmes généralisés :**

– Insuffisance cardiaque aiguë : furosémide ;

– Insuffisance cardiaque chronique : furosémide dose la plus faible, anti-aldostérone ;

– Insuffisance rénale chronique : furosémide ;

– Cirrhose oedémato-ascitique : spironolactone (**CI** si insuffisance hépatocellulaire).

• **Crise de glaucome** (baisse tension intraoculaire) et **mal des montagnes** (diminue l'œdème cérébral) : inhibiteurs de l'anhydrase carbonique.

ITEMS CONCERNÉS

UE 8- N° 264. Prescription et surveillance des diurétiques (voir item 326)

– Prescrire et surveiller un médicament appartenant aux principales classes de diurétiques.

UE 10- N° 326. Prescription et surveillance des classes de médicaments les plus courantes chez l'adulte et chez l'enfant. Connaître pour chacune les mécanismes d'action de classe et des produits individuels, les principes du bon usage, les critères de choix d'un médicament en première intention, les causes d'échec, les principaux effets indésirables et interactions

– Principales classes d'antibiotiques, d'antiviraux, d'antifongiques et d'antiparasitaires (voir item 173).
– Anti-inflammatoires stéroïdiens et non stéroïdiens
– Antihypertenseurs (voir item 221).
– Antithrombotiques (voir item 224).
– Diurétiques (voir item 264).
– Psychotropes (voir item 72).
– Hypolipémiants et médicaments du diabète (voir items 220, 245).
– Antalgiques (voir item 132).
– Contraceptifs, traitement de la ménopause et des dysfonctions sexuelles (voir items 35, 120, 122).
– Anticancéreux (voir item 291).

Chapitre 2.6

Dyslipidémie

1. Cibles pharmacologiques

La figure présente la voie endogène et la voie exogène de transport du cholestérol. La voie exogène (à droite) correspond au transport du cholestérol et des triglycérides qui sont absorbés lors de l'alimentation, prise en charge par des chylomicrons, action de la lipoprotéine lipase (libère les acides gras) et partie restante → foie ; stockage ou oxydation en acide biliaire (sécrété dans la bile).
La voie endogène (à gauche) correspond à la synthèse du cholestérol à partir de l'acétyl coenzyme A et au transport des TG (LDL et HDL).
Les médicaments et leurs cibles d'action pharmacologiques sont présentés en rouge.

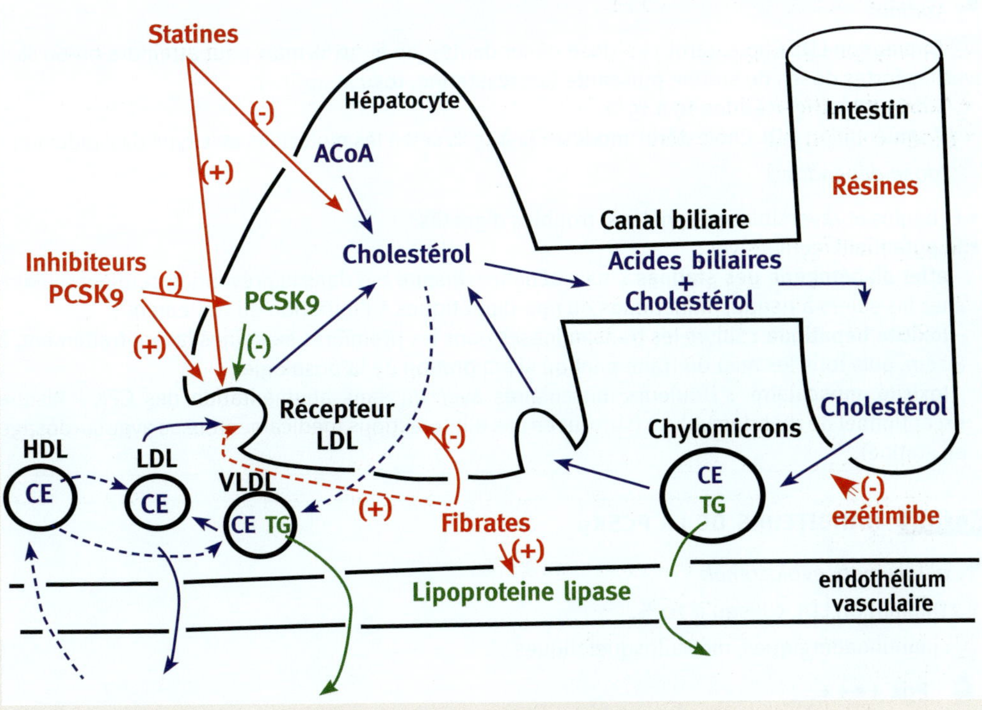

2. Médicaments utilisés

ACTION : SUR L'ABSORPTION INTESTINALE DU CHOLESTÉROL

Résine : cholestyramine

Diminution LDL-Chol 10 à 20 %.

EI constipation. IM Interactions médicamenteuse +++

ezétimibe

Diminution LDL-Chol 20 %

ACTION : SUR LES LIPOPROTÉINES

fibrates

Diminution TG = 20-40 % ++, diminution LDL-c = 0-15 %, augmentation HDL-c = 5-20 %

EI digestifs, toxicité musculaire et hépatique, lithiase biliaire, pancréatite

ACTION : SUR LA SYNTHÈSE DU CHOLESTÉROL

statines

Diminution LDL Cholestérol +++ dose dépendante: -20 à -30 % mais peut atteindre 50-60 % avec les fortes doses de statine puissante (atorvastatine, rosuvastatine).

Diminution triglycérides 10 à 15 %.

Augmentation HDL Cholestérol modeste (2 à 15 % selon les molécules et le type dyslipidémie)

EI *(dose-dépendant)*

- EI bénins et réversibles : céphalées, troubles digestifs
- EI potentiellement graves:
  - **effet diabétogène des statines :** mais bénéfice/Risque > 0 dans la prévention cardiovasculaire chez les sujets à risque, diabétiques ou non-diabétiques à l'initiation du traitement ;
  - **toxicité hépatique :** suivre les transaminases dans les premières semaines (avant traitement, à 8 sem, puis tous les ans) du traitement ou si majoration de la posologie ;
  - **toxicité musculaire :** Douleurs musculaires avec ou sans augmentation des CPK - Risque exceptionnel de rhabdomyolyse (surtout en cas d'interactions médicamenteuses avec surdosage en statine).

ACTION : INHIBITEURS DE LA PCSK9

alirocumab, évolocumab

Diminution LDL-c jusqu'à 70 %.

EI : immunoallergiques, musculosqueletiques

Prix ++++

INDICATION :

- Hypercholestérolémie isolée ou mixte.
- Patients intolérants aux statines.
- Cibles non atteintes sous statines (dose maximale)+/- ézétimibe ou résine.

3. Stratégie thérapeutique

3. 1. Prise en charge de l'hypercholestérolémie (> 40 ans)

3. 1. 1. Objectif de C-LDL en fonction du niveau de risque CV

- Faible < 1,9 g/L
- Modéré < 1,3 g/L
- Elevé < 1,0 g/L
- Très élevé < 0,7 g/L

3. 1. 2. Intervention

Dans tous les cas, modification du mode de vie

Prescription d'un traitement hypolipémiant :

- en première intention si RCV élevé ou très élevé ;
- en deuxième intention si RCV faible ou modéré.

TRAITEMENTS HYPOLIPIDÉMIANTS 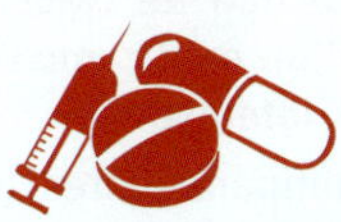	**• EN 1ère INTENTION :** *STATINE* – *Simvastatine* : intensité moyenne – *Atorvastatine* : intensité forte : si pourcentage de réduction LDL-C > 40 % ; pas d'AMM en prévention secondaire
	• SI OBJECTIF NON ATTEINT : *STATINE + ÉZÉTIMIBE* **ou** *STATINE + RÉSINE (dernier lieu)* *anti-PCSK9 (si inefficacité des autres stratégies)*
	• SI INTOLERANCE AUX STATINES : *ÉZÉTIMIBE* **ou** *RÉSINE* **ou** *anti-PCSK9*

SI AGE > 80 ans en prévention primaire : statine **non recommandée** (sauf cumul facteur risque et bonne tolérance)

3. 2. Prise en charge de la dyslipidémie mixte et hypertriglycéridémie isolée

3. 2. 1. Hypertriglycéridémie modérée : 2 g/L (2,3 mmol/L) ≤ TG < 5 g/L (5,6 mmol/L)

- Non-HDL-C* ou LDL-C à l'objectif : prescription de fibrate si RCV élevé à très élevé
- Non-HDL-C* ou LDL-C non à l'objectif : prescription de statine

– Objectif de non-HDL-C ou LDL-C atteint : association d'un fibrate si HDL-C** bas et RCV élevé à très élevé

– Objectif de non-HDL-C ou LDL-C non atteint : association d'ézétimibe

3. 2. 2. Hypertriglycéridémie sévère : ≥ 5 g/L (5,6 mmol/L)

Prescription de fibrate

– Si 2 ≤ TG < 5 g/L : association d'une statine si non-HDL-C ou LDL-C non à l'objectif

– Si TG ≥ 5 g/L : association d'une statine si non-HDL-C non à l'objectif

**Cholestérol non lié aux HDL=(CT-HDL-C) avec pour objectif : Non-HDL-C < 1,3 g/L chez les patients à risque CV élevé; Non-HDL-C < 1 g/L chez les patients à risque CV très élevé.*
*** HDL-C bas: < 0,4 g/L chez l'homme et < 0,5 g/L chez la femme.*

Références

1. *HAS Fiche mémo ; principales dyslipidémies : stratégies de prise en charge. Février 2017*

ITEMS CONCERNÉS

UE 8- N° 220. Dyslipidémies

– Diagnostiquer les principales dyslipidémies primitives et secondaires.
– Connaître les recommandations pour la prise en charge des dyslipidémies (voir item 326).

UE 10- N° 326. Prescription et surveillance des classes de médicaments les plus courantes chez l'adulte et chez l'enfant. Connaître pour chacune les mécanismes d'action de classe et des produits individuels, les principes du bon usage, les critères de choix d'un médicament en première intention, les causes d'échec, les principaux effets indésirables et interactions

– Principales classes d'antibiotiques, d'antiviraux, d'antifongiques et d'antiparasitaires (voir item 173).
– Anti-inflammatoires stéroïdiens et non stéroïdiens
– Antihypertenseurs (voir item 221).
– Antithrombotiques (voir item 224).
– Diurétiques (voir item 264).
– Psychotropes (voir item 72).
– Hypolipémiants et médicaments du diabète (voir items 220, 245).
– Antalgiques (voir item 132).
– Contraceptifs, traitement de la ménopause et des dysfonctions sexuelles (voir items 35, 120, 122).
– Anticancéreux (voir item 291).

Chapitre 2.7

Hypertension artérielle

1. Cibles pharmacologiques

• **Définition :** Pression Artérielle Systolique (PAS) ≥ 140 mmHg et/ou pression Artérielle Diastolique (PAD) ≥ 90 mmHg (chiffres de consultations après plusieurs mesures).

• En consultation HTA suspectée à confirmer par mesure de la PA au repos à plusieurs reprises 135/85 (en dehors du cabinet médical : auto mesure ou Mesure Ambulatoire Pression Artérielle).

PA = DC (débit cardiaque) x RVP (Résistances vasculaires périphériques)

La figure représente les 4 sites anatomiques de régulation du DC et des RVP (cœur, artères, veines, appareil juxtaglomérulaire (rein)). Les médicaments et leurs cibles pharmacologiques sont représentés en rouge.

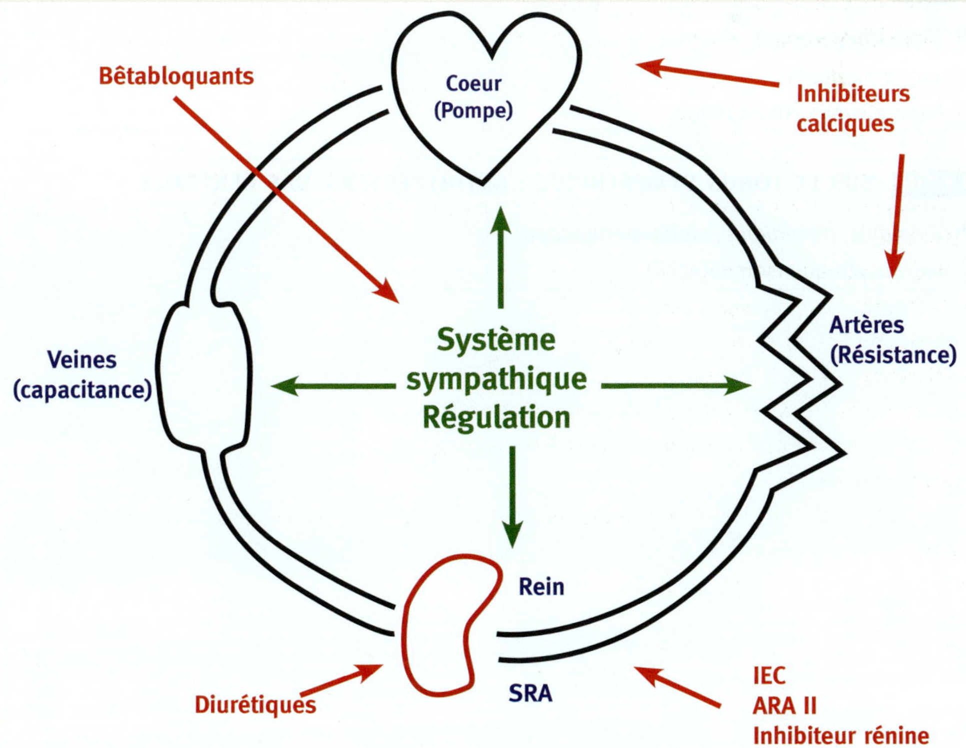

2. Médicaments utilisés

ACTION : SUR LE SRAA

IEC, ARAII

cf. fiche médicaments en cardio.

ACTION : INHIBITEURS CALCIQUES

Inhibiteurs calciques : (surtout non bradycardisants)

cf. fiche médicaments en cardio.

ACTION : SUR LE TONUS SYMPATHIQUE

Bêta-bloquants

cf. fiche médicaments en cardio.

ACTION : DIURÉTIQUE

Diurétiques thiazidiques

*cf. f*iche diurétiques.

ACTION : SUR LE TONUS SYMPATHIQUE

Prazosine, urapidil

alpha-bloquants.

EI hypotension orthostatique.

ACTION : SUR LE TONUS SYMPATHIQUE : ANTIHYPERTENSEURS CENTRAUX

Clonidine, rilménidine, alpha-méthyldopa

EI neuropsychique (somnolence).

3. Stratégie thérapeutique

- Découverte et confirmation d'une HTA.
- Bilan clinique et paraclinique.
- Consultation d'annonce.
- Installation mesures hygiéno-diététiques.

<table>
<tr><td>Monothérapie
IEC ou ARA II ou inhibiteur calcique ou diurétique thiazidique
Bêtabloquant en second choix</td><td rowspan="3">De 0 à 6 mois :
• Consultations mensuelles jusqu'à obtention chiffres cibles
• Mesures hygiéno-diététiques
• Vérifier adhésion, tolérance et efficacité
Après 6 mois
• Consultations tous les 3 à 6 mois
• Mesures hygiéno-diététiques
• Vérifier adhésion, tolérance et efficacité
• Surveiller risque interactions
• Adaptation posologie
• Contrôles biologiques</td></tr>
<tr><td>Bithérapie (si PA non contrôlée)
Association de 2 classes parmi IEC ou ARA II, inhibiteur calcique, diurétique thiazidique</td></tr>
<tr><td>Trithérapie (si PA non contrôlée)
IEC ou ARA II + inhibiteur calcique + diurétique thiazidique</td></tr>
</table>

- **Choix préférentiels si comorbidités particulières :**

– **Patient diabétique (à partir du stade microalbuminémie ou IR), ou patient IR ou protéinurie :** IEC ou ARA II.

– **Patient insuffisant cardiaque :** IEC (ou ARA II), bêtabloquants ayant l'AMM dans cette indication, diurétiques.

– **Patient coronarien :** IEC, bêtabloquants.

– **Patient post-AVC :** diurétiques thiazidiques, IEC (ou ARAII), et inhibiteurs calciques.

ITEMS CONCERNÉS

UE 8- N° 221. Hypertension artérielle de l'adulte

– Expliquer l'épidémiologie, les principales causes et l'histoire naturelle de l'hypertension artérielle de l'adulte.
– Réaliser le bilan initial d'une hypertension artérielle de l'adulte.
– Argumenter l'attitude thérapeutique et planifier le suivi du patient (voir item 326).
– Décrire les principes de la prise en charge au long cours.

UE 10- N° 326. Prescription et surveillance des classes de médicaments les plus courantes chez l'adulte et chez l'enfant. Connaître pour chacune les mécanismes d'action de classe et des produits individuels, les principes du bon usage, les critères de choix d'un médicament en première intention, les causes d'échec, les principaux effets indésirables et interactions

– Principales classes d'antibiotiques, d'antiviraux, d'antifongiques et d'antiparasitaires (voir item 173).
– Anti-inflammatoires stéroïdiens et non stéroïdiens
– Antihypertenseurs (voir item 221).
– Antithrombotiques (voir item 224).
– Diurétiques (voir item 264).
– Psychotropes (voir item 72).
– Hypolipémiants et médicaments du diabète (voir items 220, 245).
– Antalgiques (voir item 132).
– Contraceptifs, traitement de la ménopause et des dysfonctions sexuelles (voir items 35, 120, 122).
– Anticancéreux (voir item 291).

Chapitre 2.8

Insuffisance cardiaque

1. Cibles pharmacologiques

Rappels

• Incapacité du cœur à assurer son fonctionnement normal, c'est-à-dire pomper un débit sanguin suffisant aux besoins de l'organisme.

Classification (NYHA)

– **Classe I** : aucune limitation des activités, pas de dyspnée ni de fatigue lors des activités ordinaires ;

– **Classe II** : limitation modérée des activités physiques, symptômes apparaissant à la suite d'activités physiques importantes, pas de gêne au repos ;

– **Classe III** : limitation franche des activités physiques ; symptômes apparaissant pour des activités physiques ordinaires, même légères, pas de gêne au repos ;

– **Classe IV** : incapacité d'effectuer toute activité physique sans symptôme ; symptômes pouvant apparaître au repos.

Le traitement de l'IC chronique

Le traitement de l'IC chronique a fortement bénéficié de la compréhension des mécanismes d'adaptation neuro-hormonaux (système rénine-angiotensine-aldostérone et système sympathique) dont l'activation s'avère à long terme délétère.

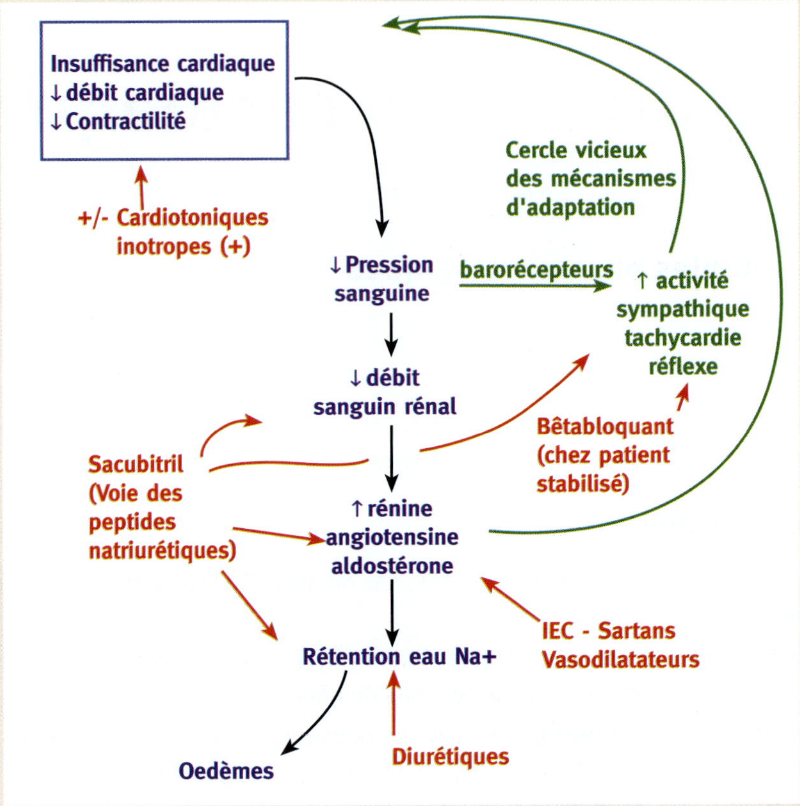

La figure présente très schématiquement les mécanismes d'adaptation au cours de l'insuffisance cardiaque : diminution du débit cardiaque → diminution de la pression sanguine, à l'origine d'une tachycardie sympathique réflexe et d'une diminution du débit sanguin rénal, → stimulation du SRAA Les classes médicamenteuses et cibles pharmacologiques sont représentées en rouge.

2. Médicaments utilisés

ACTION : SRAA, VASODILATATEURS, REMODELAGE CARDIAQUE

IEC, sartans (candésartan, losartan et valsartan ; généralement sartans utilisés en seconde intention (cf. fiche médicaments utilisés en cardio)

Valsartan + sacubitril (Entresto®)

sacubitril= inhibiteur de la neprilysine qui dégrade les peptides natriurétiques (NP). Les NP entraînent une vasodilatation, une natriurèse et une diurèse, une augmentation de la filtration glomérulaire et du débit sanguin rénal, une inhibition de la libération de rénine et d'aldostérone ainsi qu'une diminution de l'activité sympathique, et des effets anti-hypertrophique et anti-fibrotique. EI risque potentiel d'angiœdème lors de l'administration concomitante d'un IEC (CI), il doit être initié au moins 36 heures après l'arrêt du traitement par IEC.

Dérivés nitrés (traitement d'appoint)

ACTION : DIURETIQUES

- *Diurétiques de l'anse +++ furosémide*
- *Diurétiques thiazidiques +/- :* en association (IC grave)
- *Spironolactone, éplérenone*
- Remodelage cardiaque, antifibrotique
  (Débuter par de faibles posologies en surveillant créat et K)

ACTION : BETA-BLOQUANTS

- *Carvédilol, bisoprolol, métoprolol, nébivolol*
- Augmentation progressive des doses – contrôle absence de décompensation

ACTION : CARDIOTONIQUES INOTROPES

- *Digitalique : digoxine*

Utilisée principalement chez les patients en ACFA

3. Stratégie thérapeutique

3. 1. Traitement des phases de décompensation aiguë

Diurétiques, +/- Inotropes positifs et ventilation (non) invasive

3. 2. Traitement de l'insuffisance cardiaque systolique

Implication du patient dans sa prise en charge : connaissance des signes d'alerte, mesure régulière du poids, régime sans sel modéré, activité physique adaptée.

Stade II NYHA	Stade III NYHA	Stade IV NYHA
Traitement systématique		
IEC + bêta-bloquant (cf. précaution) Vaccinations antigrippale et anti-pneumococcique		
Traitement selon les symptômes		
Signes congestifs : diurétiques		
	Antialdostérone ou ARA II (ne jamais associer – avis cardio)	
FA : anticoagulants, digoxine, amiodarone		
	Réadaptation cardiaque Stimulation biventriculaire (selon avis cardio)	
		Dispositif d'assistance ventriculaire gauche Transplantation cardiaque

Adapté de HAS points critiques du parcours de soins Insuffisance cardiaque, 2014

Entresto : IC de classe II ou III, patients symptomatiques malgré un traitement par IEC ou sartan et qui nécessitent une modification de traitement (HAS, Avis du 11 janvier 2017, Entresto).

Références

1. *HAS Guide parcours de soins insuffisance cardiaque 2014.*
2. *HAS ALD Insuffisance cardiaque systolique 2015.*
3. *HAS points critiques du parcours de soins Insuffisance cardiaque, 2014.*

ITEMS CONCERNÉS

UE 8- N° 232. Insuffisance cardiaque de l'adulte

- Diagnostiquer une insuffisance cardiaque chez l'adulte.
- Identifier les situations d'urgence et planifier leur prise en charge.
- Argumenter l'attitude thérapeutique et planifier le suivi du patient.

3e partie

ENDOCRINOLOGIE

Chapitre 3.1

Contraceptifs

1. Cibles pharmacologiques

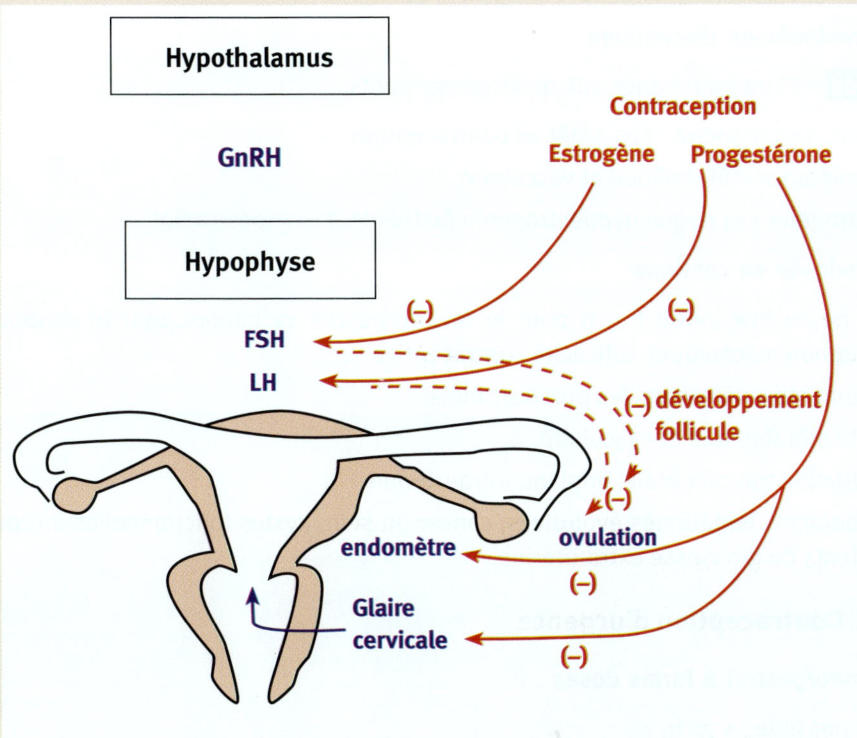

2. Médicaments utilisés

2. 1. La contraception oestro-progestative

Estrogène + progestatif (première génération *noréthistérone*, deuxième génération *levonorgestrel*, troisième génération *gestodène, desogestrel*).

CI vasculaires : ATCD thromboembolique artériels et veineux, prédisposition thrombose artérielle ou veineuse, HTA sévère, migraine avec aura, immobilisation = mise en garde.

CI **métaboliques** : diabète compliqué par micro ou macroangiopathie, tabac et obésité = mise en garde.

CI **carcinologiques** : tumeurs malignes sein ou utérus.

CI **hormonales** : pathologies hormonodépendantes systémiques.

EI **graves** : embolie pulmonaire, infarctus du myocarde, accident vasculaire cérébral.

EI **non graves** : saignements irréguliers, maux de tête.

IM : attention aux inducteurs ; attention lamotrigine (cf. fiche antiépileptiques).

2. 2. La contraception progestative

- **Normodosée en discontinue**

Indication = CI ou intolérance aux oestroprogestatifs.

Pregnane, norpregnane : pas AMM en contraception.
Bonne tolérance métabolique et vasculaire.
Antioestrogène ++ : risque hypoestrogénie (asthénie..) : +/- oestradiol.

- **Microdosée en continue**

Prise à heure fixe (oubli > 3 h pour le *lévonorgestrel* 12 heures pour le *désogestrel* : contraception mécanique), efficacité contraceptive <.
« Saignements » irréguliers les premiers mois.
Innocuité métabolique et vasculaire.
Voie d'administration : orale, implant, intra-utérine.
CI : pathologies hépatiques évolutives, cancer du sein, kystes fonctionnelles à répétition, antécédents de grossesse extra-utérine.

2. 3. Contraception d'urgence

- ***Lévonorgestrel*** **à fortes doses**

Plus tôt possible , ≤ 72 h.
Efficacité réduite si surpoids ou obésité ?
Dispensation anonyme et gratuite pour les mineures dans les pharmacies.
Risque inefficacité si traitement par un inducteur enzymatique au cours des dernières 4 semaines.

- ***Acétate d'ulipristal***

≤ 120 h.
Modulateur des récepteurs de la progestérone : fixation récepteur progestérone et empêche action progestérone (ovulation, modification muqueuse utérine).
Moindre efficacité si surpoids obésité ?
Dispensation anonyme et gratuite pour les mineures dans les pharmacies.

3. Stratégie thérapeutique

- **Bilan biologique :**

– **Femme à risque d'accident vasculaire artériel** (ATCD familiaux de dyslipidémie ou d'accidents artériels...) : Cholestérol total, TG, Glycémie à jeun.

– **Femme à risque de thrombose veineuse :** Etude de l'hémostase avant la prescription.

- **En Première intention** si contraception hormonale combinée choisie : contraception combinée de deuxième génération (moins de risque thromboembolique que la troisième génération).

- **Risque thromboembolique veineux :** plus élevé la première année de prescription.

Références

1. *Evolution de l'utilisation en France des contraceptifs oraux combinés de janvier 2013 à décembre 2015. Communiqué ANSM 2017.*
2. *HAS contraception chez la femme adulte en âge de procréer 2015.*
3. *HAS contraception chez la femme à risque cardiovasculaire 2013.*
4. *HAS contraceptifs oraux estroprogetsatifs : préférer les « pilules » de 1re ou 2e génération 2012.*

ITEMS CONCERNÉS

UE 2- N° 35. Contraception

– Prescrire et expliquer une contraception (voir item 326).
– Discuter les diverses possibilités de prise en charge d'une grossesse non désirée.
– Discuter les indications de la stérilisation masculine et féminine.

UE 10- N° 326. Prescription et surveillance des classes de médicaments les plus courantes chez l'adulte et chez l'enfant. Connaître pour chacune les mécanismes d'action de classe et des produits individuels, les principes du bon usage, les critères de choix d'un médicament en première intention, les causes d'échec, les principaux effets indésirables et interactions

– Principales classes d'antibiotiques, d'antiviraux, d'antifongiques et d'antiparasitaires (voir item 173).
– Anti-inflammatoires stéroïdiens et non stéroïdiens
– Antihypertenseurs (voir item 221).
– Antithrombotiques (voir item 224).
– Diurétiques (voir item 264).
– Psychotropes (voir item 72).
– Hypolipémiants et médicaments du diabète (voir items 220, 245).
– Antalgiques (voir item 132).
– Contraceptifs, traitement de la ménopause et des dysfonctions sexuelles (voir items 35, 120, 122).
– Anticancéreux (voir item 291).

Chapitre 3.2

Diabète de type II

1. Cibles pharmacologiques

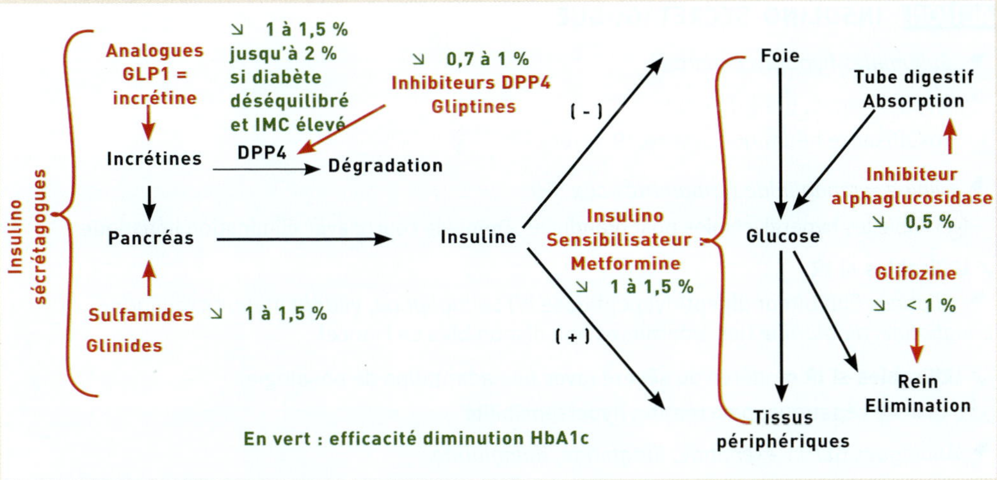

Le glucose peut être absorbé par le tube digestif ou libéré par le foie ; il traverse la barrière glomérulaire mais est réabsorbé au niveau du tubule contourné proximal par, en particulier, le transporteur SGLT2, ce qui explique l'absence de glucose dans les urines finales.

L'insuline entraîne la diminution de la libération de glucose par le foie et sa captation par les tissus périphériques.

Les incrétines stimulent la synthèse d'insuline par le pancréas.

Les grandes familles de médicaments sont présentées en rouge avec leurs mécanismes d'action : réduction de l'absorption, élimination rénale, insulinosensibilisateurs et insulinosécrétagogues.

2. Médicaments utilisés

ACTION : **INSULINO-SENSIBILISATEUR**

Metformine = Biguanide

EI : troubles digestifs, acidose lactique

CI : insuffisance hépatocellulaire, IR sévère (si IR modérée, diminution posologie et surveillance de la fonction rénale)

INTERACTIONS : médicaments susceptibles d'entraîner une IR : produits de contraste iodés, AINS, diurétiques

ACTION : **INSULINO-SECRETAGOGUE**

Sulfamides hypoglycémiants

EI : hypoglycémie, prise de poids

CI : insuffisance hépatique sévère, IR sévère

Glinide = repaglinide (apparentés aux SH)

Cible les hyperglycémies post prandiales. Demi-vie courte avec élimination hépatique

✓ **Utilisables si IR**

Gliptines (inhibiteur dipeptidyl peptidase IV) : *sitagliptine, vildagliptine, saxagliptine, linagliptine, aloglitpine* (les 2 dernières non disponibles en France).

✓ **Utilisables si IR** modérée ou sévère (avec une adaptation de posologie)

EI : toxicité hépatique, pancréatite, hypersensibilité

Analogues GLP1 : exenatide, liraglutide, dulaglutide

✓ **À privilégier quand** IMC > 30 ou prise de poids sous insuline ou survenue d'hypoglycémies

ACTION : **INHIBITEUR ALPHA-GLUCOSIDASE**

Acarbose, miglitol

Efficace sur glycémie post prandiale (diminution de 0.5 % HbA1c)

EI : Troubles digestifs fréquents

CI : IR sévère (Cl créat < 25ml/min)

ACTION : **INHIBITEUR DU CO-TRANSPORTEUR DE SODIUM-GLUCOSE DE TYPE 2 (SGLT2)**

Non disponible en France

Dapagliflozine, empagliflozine, canaglifozine

EI : infections urogénitales

3. Stratégie thérapeutique

3. 1. Objectifs glycémiques selon le profil du patient : selon le taux de HBA_1C

- **≤ 7 % : la majorité des patients** avec diabète de type 2 ; dont, les personnes âgées dites « vigoureuses » ; les patients avec ATCD cardiovasculaires – complications macrovasculaires « non évoluées » ; IRC modérée (stade 3A et 3B)
- **Objectif ambitieux < 6.5 %** : DT2 nouvellement diagnostiqué sans ATCD cardiovasculaire et espérance de vie > 15 ans (intérêt de protéger des artères encore saines) ; patientes enceintes ou envisageant de l'être
- **Objectif ≤ 8 % :** DT2 avec comorbidité ou espérance de vie < 5 ans ; complications macrovasculaires évoluées (IDM, atteinte coronarienne sévère, atteinte polyartérielle, AOMI symptomatique, AVC récent < 6 mois) ; longue durée d'évolution du diabète ; IRC sévère ou terminale (stade 4 et 5), personne âgée fragile.
- **Objectif < 9 % :** personnes âgées dites malades, dépendantes, en mauvais état de santé.

3. 2. Arbre de décision

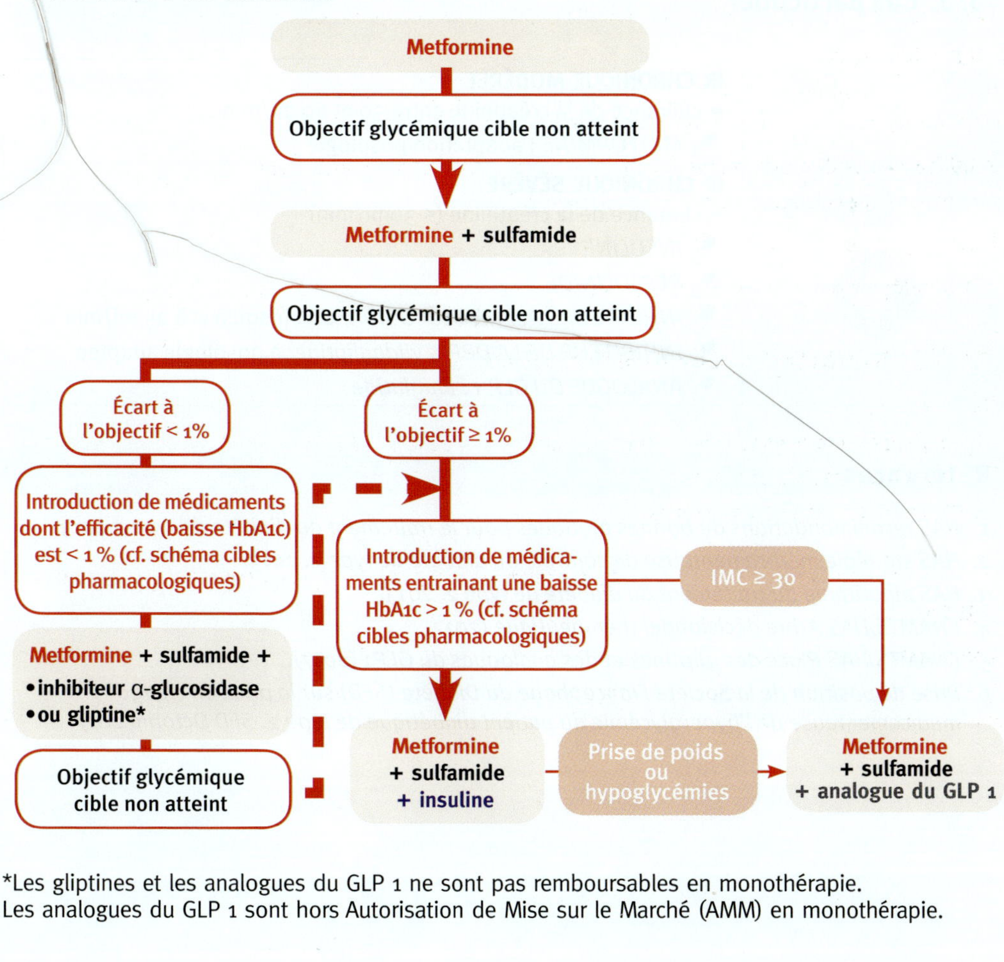

*Les gliptines et les analogues du GLP 1 ne sont pas remboursables en monothérapie.
Les analogues du GLP 1 sont hors Autorisation de Mise sur le Marché (AMM) en monothérapie.

• En cas de CI à la metformine, on commencera le traitement par un sulfamide hypoglycémiant selon le même arbre de décision.

• En cas de CI aux sulfamides hypoglycémiants, en fonction de l'écart à l'objectif on proposera :

– Écart à l'objectif < 1% : + inhibiteurs alpha glucosidase ou gliptine si hypoglycémies ou prise de poids préoccupantes, ou + répaglinide si prise alimentaire irrégulière.

– Écart à l'objectif ≥ 1 % : + insuline ou + analogue du GLP1 si IMC > 30 ou prise de poids ou hypoglycémies sous insuline.

La Société Française de Diabétologie a élaboré une prise de position fin 2017 qui modifie en partie les recommandations de la HAS qui datent de 2013. Ainsi, la bithérapie metformine + IDPP4 est privilégiée au détriment des sulfamides hypoglycémiants lorsque l'objectif d'HbA1c n'est pas atteint sous metformine en monothérapie et la place des analogues du GLP 1 reprécisée le long de la stratégie en fonction des dernières études publiées (SFD). De nouvelles recommandations de la HAS sont attendues très prochainement en 2018 ou 19.

3. 3. Cas particulier

INSUFFISANCE RENALE	**IR CHRONIQUE MODÉRÉE** = clairance de la créatinine entre 30 et 60 ml/min *METFORMINE* : adaptation posologie
	IR CHRONIQUE SÉVÈRE = clairance de la créatinine (< 30ml/min) *INSULINE* *RÉPAGLINIDE* *INHIBITEURS ALPHA GLUCOSIDASES :* jusqu'à cl à 25 ml/min *INHIBITEUR DE LA DPP-4 vildagliptine:* à posologie adaptée *ANALOGUE DU GLP 1 : liraglutide*

Références

1. *HAS recommandations de bonnes pratiques pour le traitement du diabète de type 2 2013.*
2. *HAS stratégie médicamenteuse de contrôle du diabète de type 2. 2013.*
3. *HAS algorithme du traitement du diabète de type 2. 2013.*
4. *CNAMTS/HAS Arbre décisionnel thérapeutique (2017).*
5. *CNAMTS/HAS Place des gliptines et des analogues du GLP1 (2017).*
6. *Prise de position de la Société Francophone du Diabète (SFD) sur la prise en charge médicamenteuse de l'hyperglycémie du patient diabétique de type 2. SFD Octobre 2017*

ITEMS CONCERNÉS

UE 8- N° 245. Diabète sucré de types 1 et 2 de l'enfant et de l'adulte. Complications

– Diagnostiquer un diabète chez l'enfant et l'adulte.

– Identifier les situations d'urgence et planifier leur prise en charge.

– Argumenter l'attitude thérapeutique nutritionnelle et médicamenteuse et planifier le suivi du patient (voir item 326).

– Décrire les principes de la prise en charge au long cours.

– Reconnaître les signes d'une rétinopathie diabétique à l'examen du fond d'œil.

UE 10- N° 326. Prescription et surveillance des classes de médicaments les plus courantes chez l'adulte et chez l'enfant. Connaître pour chacune les mécanismes d'action de classe et des produits individuels, les principes du bon usage, les critères de choix d'un médicament en première intention, les causes d'échec, les principaux effets indésirables et interactions

– Principales classes d'antibiotiques, d'antiviraux, d'antifongiques et d'antiparasitaires (voir item 173).

– Anti-inflammatoires stéroïdiens et non stéroïdiens

– Antihypertenseurs (voir item 221).

– Antithrombotiques (voir item 224).

– Diurétiques (voir item 264).

– Psychotropes (voir item 72).

– Hypolipémiants et médicaments du diabète (voir items 220, 245).

– Antalgiques (voir item 132).

– Contraceptifs, traitement de la ménopause et des dysfonctions sexuelles (voir items 35, 120, 122).

– Anticancéreux (voir item 291).

Chapitre 3.3

Ménopause

1. Cibles pharmacologiques

- **Ménopause** : taux d'estradiol bas, FSH plasmatique élevée.
- **Cliniquement** : aménorrhée depuis plus de un an, signes d'hypoestrogénie = syndrome climatérique (bouffées de chaleur, troubles du sommeil, sécheresse vaginale et cutanée, asthénie, troubles de l'humeur, frilosité douleurs articulaires, diminution de la libido). À moyen terme, perte osseuse.
- **Objectif** : traiter les symptômes fonctionnels, prévenir la déminéralisation osseuse sans augmenter les risques carcinologiques et vasculaires.

2. Médicaments utilisés

Estradiol (+ progestatif en discontinu pour protection endomètre).

CI absolues : ATCD personnels de cancer du sein, de l'endomètre ou de l'ovaire, ATCD thromboemboliques veineux ou artériels récents, pathologies auto-immunes estrogénodépendantes.

3. Stratégie thérapeutique

- **Vérifier l'indication et l'absence de CI**

– examen clinique général (poids, taille, TA, état veineux) ;

– examen gynécologique complet ;

– interrogatoire : ATCD personnels (cancer, évènements thromboemboliques veineux, IDM, fractures et facteurs de risque d'ostéoporose, affection hépatique ...) et familiaux (facteur de risque à prendre en considération) ;

– examens complémentaires: mammographie (< 2 ans), frottis cervicovaginal (< 3 ans), ostéodensitométrie si facteurs de risque d'ostéoporose, bilan biologique: cholestérol, TG, glycémie.

- **Suivi du traitement**

– bilan métabolique (profil lipidique, diabète) : avant THM puis en fonction des facteurs de risque ;

– frottis cervicovaginal : au moins 1 x tous les 3 ans, mammographie : tous les 2 ans, ostéodensitométrie (si facteur de risque osseux) ;

– examen clinique général, gynécologique et mammaire annuel :

  - TA, poids, taille ;
  - signes de sur ou sous dosage ;
  - saignements, douleurs mammaires.

Références

1. *HAS /AFSSAPS traitements hormonaux substitutifs de la ménopause 2004.*

ITEMS CONCERNÉS

UE 5- N° 120. Ménopause et andropause

– Diagnostiquer la ménopause et ses conséquences pathologiques.
– Argumenter l'attitude thérapeutique et planifier le suivi d'une femme ménopausée (voir item 326).
– Diagnostiquer une andropause pathologique.

UE 10- N° 326. Prescription et surveillance des classes de médicaments les plus courantes chez l'adulte et chez l'enfant. Connaître pour chacune les mécanismes d'action de classe et des produits individuels, les principes du bon usage, les critères de choix d'un médicament en première intention, les causes d'échec, les principaux effets indésirables et interactions

– Principales classes d'antibiotiques, d'antiviraux, d'antifongiques et d'antiparasitaires (voir item 173).
– Anti-inflammatoires stéroïdiens et non stéroïdiens
– Antihypertenseurs (voir item 221).
– Antithrombotiques (voir item 224).
– Diurétiques (voir item 264).
– Psychotropes (voir item 72).
– Hypolipémiants et médicaments du diabète (voir items 220, 245).
– Antalgiques (voir item 132).
– Contraceptifs, traitement de la ménopause et des dysfonctions sexuelles (voir items 35, 120, 122).
– Anticancéreux (voir item 291).

Chapitre 3.4

Thyroïde

1. Cibles pharmacologiques

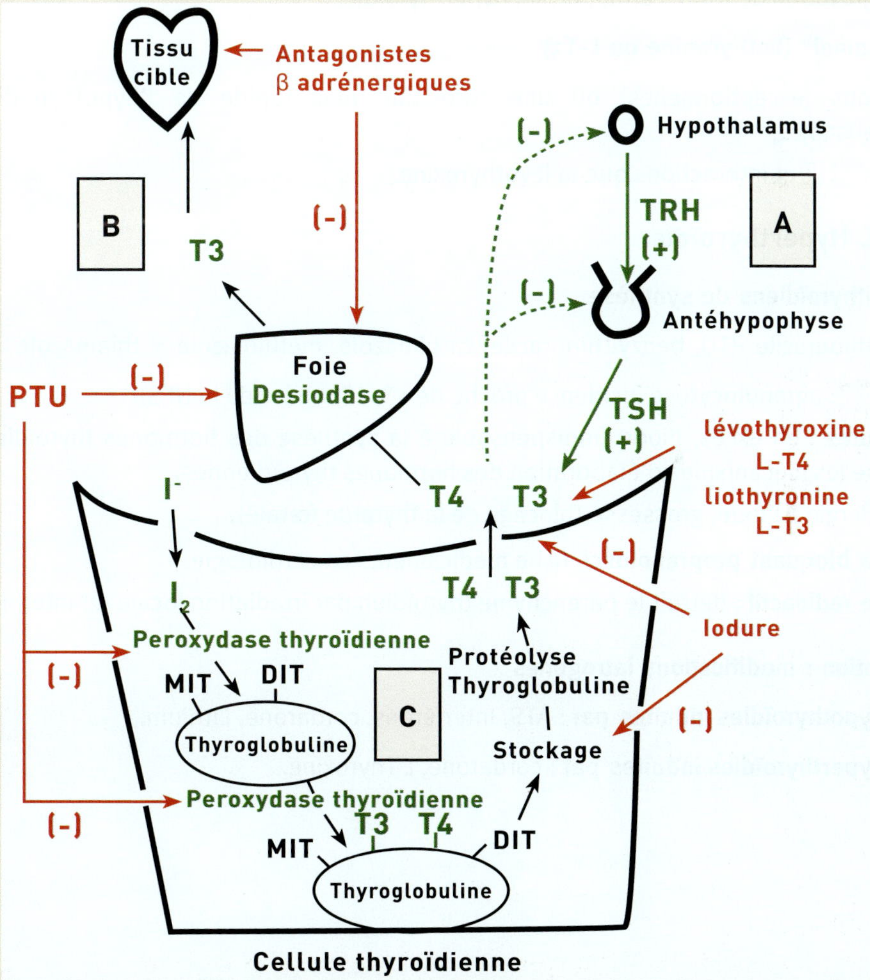

A Boucle de régulation de la libération des hormones thyroïdiennes (forme active T3 et précurseur T4), TSH et TRH.

B Desiodation au niveau du foie de la T4 en T3, active sur les tissus cibles.

C Captation de l'iode, synthèse et stockage (thyroglobuline) des hormones thyroïdiennes dans les cellules thyroïdiennes, libération T3, T4.

En rouge, les médicaments et leurs cibles pharmacologiques.

2. Médicaments utilisés

2. 1. Hypothyroïdie

- **L-Thyroxine®, Levothyrox®(lévothyroxine ou L-T4)**

Molécules iodées, liées à des transporteurs protéiques dans le plasma : longue demi-vie ; passe très peu la barrière placentaire.

CI : cardiopathie, troubles du rythme, insuffisance coronaire.

EI : aggravation de toute cardiopathie, hyperthyroïdie.

- **Cynomel® (liothyronine ou L-T3)**

Situations (exceptionnelles) où une correction plus rapide de l'hypothyroïdie est indispensable.

Mêmes **CI**, **EI** et interactions que la lévothyroxine.

2. 2. Hyperthyroïdie

- **Antithyroïdiens de synthèse**

propylthiouracile PTU, benzylthiouracile, carbimazole, méthimazole = thiamazole

EI Graves : agranulocytose incidence proche de 1 % (Contrôle de la NFS).

- **Iodures** : en excès, l'iode (indispensable à la synthèse des hormones thyroïdiennes) bloque les mécanismes d'élaboration des hormones thyroïdiennes.

CI : allergie à l'iode, grossesse (blocage de la thyroïde fœtale).

- **Bêta bloquant propranolol** cf. fiche médicaments en cardiologie.
- **Iode radioactif** : détruit le parenchyme thyroïdien par irradiation locale (2e intention).

Attention : modifications iatrogènes

- **Hypothyroïdies induites par** : ATS, Interférons, cordarone, Lithium...
- **Hyperthyroïdies induites par** : cordarone, L Thyroxine...

3. Stratégie thérapeutique

- **Hypothyroïdie** : substitution ; pendant la grossesse, augmentation des besoins.
- **Hyperthyroïdie** : bloquer l'hypersécrétion ; traitement radical par chirurgie.

ITEMS CONCERNÉS

UE 8- N° 240. Hyperthyroïdie

- Diagnostiquer une hyperthyroïdie.
- Argumenter l'attitude thérapeutique et planifier le suivi du patient.

UE 8- N° 241. Hypothyroïdie

- Diagnostiquer une hypothyroïdie chez le nouveau-né, l'enfant et l'adulte.
- Argumenter l'attitude thérapeutique et planifier le suivi du patient.

4e partie

GASTRO-ENTÉROLOGIE

Chapitre 4.1

Sécrétion gastrique

1. Cibles pharmacologiques

- *Trois messagers sont capables de provoquer la sécrétion gastrique : gastrine, acétylcholine et histamine.*
- *La sécrétion acide, quelle que soit son origine, est freinée par la stimulation des récepteurs inhibiteurs situés sur la cellule pariétale par une prostaglandine. Les prostaglandines stimulent la sécrétion de mucus et de bicarbonates et diminuent la sécrétion acide.*
- *Les médicaments qui réduisent ou neutralisent la sécrétion gastrique sont représentés en rouge, et ceux qui protègent de la sécrétion gastrique sont représentés en vert.*

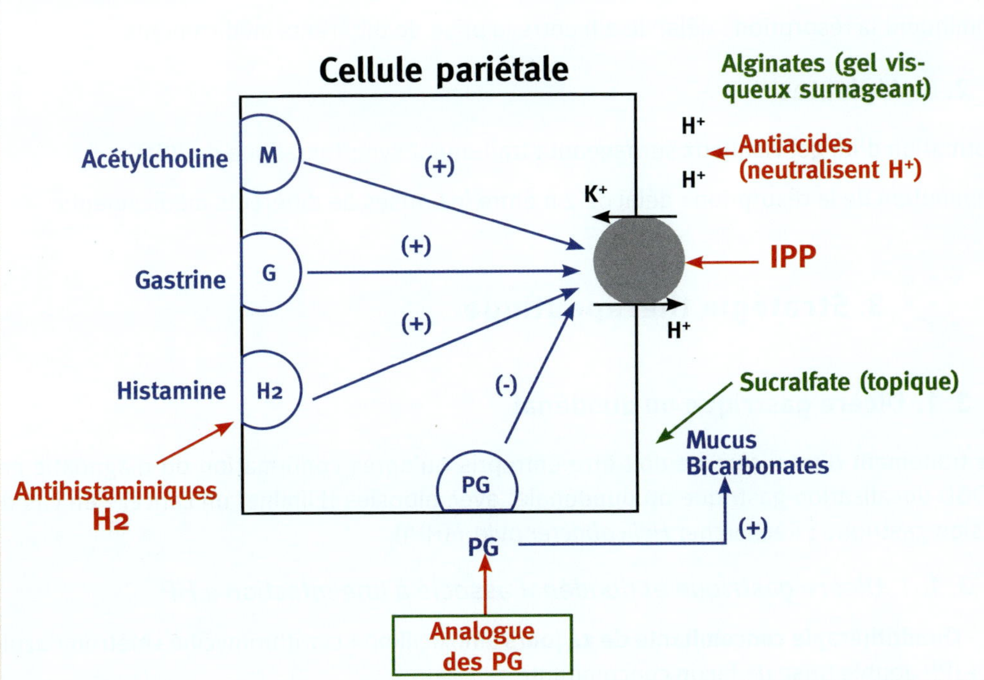

2. Médicaments utilisés

2. 1. Antisécrétoires

- *IPP : esoméprazole, lanzoprazole, oméprazole, pantoprazole, rabéprazole*

Bonne tolérance : EI digestifs, hémato, hyponatrémie.

GASTRO-ENTÉROLOGIE 4

- *Antihistaminiques H2 : cimétidine, ranitidine, famotidine, nizatidine*
  Bonne tolérance : EI digestifs, bradycardie (blocage R H2 cardiaque).

2. 2. Analogue des prostaglandines : *misoprostol*

- Analogue de la PGE1

EI : digestifs.

CI : femme enceinte (risque abortif).

2. 3. Antiacides topiques : *dérivés d'aluminium et de magnésium*

EI : digestif, métaboliques si traitement long.

Diminuent la résorption : délai de 2 h entre la prise de différents médicaments.

2. 4. Topique antiulcéreux, action cytoprotectrice : *Sucralfate*

EI : constipation.

Diminuent la résorption : délai de 2 h entre la prise de différents médicaments.

2. 5. Alginates

Formation d'un gel visqueux surnageant : traitement symptomatique du RGO.

Diminution de la résorption : délai de 2 h entre les prises de différents médicaments.

3. Stratégie thérapeutique

3. 1. Ulcère gastrique ou duodénal

Le traitement d'un ulcère ne doit être entrepris qu'après confirmation du diagnostic par FOGD (localisation gastrique ou duodénale) avec biopsies (Eliminer un cancer : en cas de lésion gastrique ; Rechercher *Helicobacter pylori* (HP)).

3. 1. 1. Ulcère gastrique et duodénal associé à une infection à HP

– **Quadrithérapie concomitante de 14 jours** amoxicilline + clarithromycine +métronidazole + IPP double prise de façon concomitante.

– **Alternative : quadrithérapie avec bismuth** de 10 j : bismuth + métronidazole + tétracycline + oméprazole double prise.

– **En deuxième ligne**, chez les patients ayant reçu une quadrithérapie « concomitante » en 1re ligne, prescription d'une quadrithérapie « avec bismuth.»

Chez les patients ayant reçu une quadrithérapie « avec bismuth » en 1re ligne, prescription d'une quadrithérapie « concomitante.»

– **En cas d'échec d'éradication après 2 lignes de traitement** réalisation d'une gastroscopie avec biopsies pour étude de la sensibilité de la bactérie aux antibiotiques par culture avec antibiogramme.

3. 1. 2. Ulcère gastrique et duodénal non lié à HP

– **Ulcère duodénal :** IPP pleine dose 4 semaines.

– **Ulcère gastrique :** IPP pleine dose 4 à 8 semaines.

3. 2. Lésions gastroduodénales dues aux AINS

• **Prévention des lésions :** en cas de prise d'AINS ≥ 7 jours, systématique chez les patients de plus de 65 ans ou ayant des antécédents d'ulcère gastroduodénal, ou traités par antiagrégant plaquettaire, anticoagulant ou corticoïde ; IPP jusqu'à la fin du traitement.

• **Traitement des lésions :** IPP 4 à 8 semaines.

3. 3. Reflux gastro œsophagien

• Symptômes typiques ET âge < 50 ans ET absence de signes d'alarme : traitement médical (d'épreuve) d'emblée sans recours aux explorations.

• Symptômes atypiques OU signes d'alarme OU âge > 50 ans : FOGD, PH-métrie.

3. 3. 1. RGO sans œsophagite

• Symptômes espacés : traitement symptomatique antiacides, alginates, anti H2.

• Si fréquence > 1/semaine : IPP ½ dose pendant 4 semaines ; à long terme initialement IPP à la demande et si rechutes fréquentes et précoces traitement d'entretien IPP dose minimale efficace.

3. 3. 2. RGO compliqué d'œsophagite

• Œsophagite peu sévère : IPP ½ dose 4 semaines en traitement de cicatrisation puis IPP dose minimale efficace si rechutes fréquentes.

• Œsophagite sévère : IPP pleine dose 8 semaines en traitement de cicatrisation puis IPP au long cours à dose minimale efficace.

Références

1. *HAS les inhibiteurs de la pompe à proton 2009.*
2. *Conférence de Maastricht publiée dans Gut en 2016 (pays avec une résistance à la clarythromycine > 15 %).*
3. *HAS Fiche pertinence clinique, mai 2017.*

ITEMS CONCERNÉS

UE 8- N° 268. Reflux gastro-œsophagien chez le nourrisson, chez l'enfant et chez l'adulte. Hernie hiatale

- Diagnostiquer un reflux gastro-œsophagien et une hernie hiatale aux différents âges.
- Argumenter l'attitude thérapeutique et planifier le suivi du patient.

UE 8- N° 269. Ulcère gastrique et duodénal. Gastrite

- Diagnostiquer un ulcère gastrique, un ulcère duodénal, une gastrite.
- Identifier les situations d'urgence et planifier leur prise en charge.
- Argumenter l'attitude thérapeutique et planifier le suivi du patient.

5e partie
INFECTIOLOGIE

Chapitre 5.1

Antibiotiques

1. Cibles pharmacologiques

Le schéma présente la paroi des bactéries – membrane cytoplasmique, peptidoglycane – et pour les G(-), en plus, couche de polysaccharides (hydrophile donc imperméable aux molécules lipophiles). En rouge, on retrouve les grands mécanismes d'action des ATB au niveau de la paroi, de la synthèse des protéines et de la synthèse de l'ADN/ARN, et les familles d'ATB. En vert, les propriétés générales des familles d'ATB.

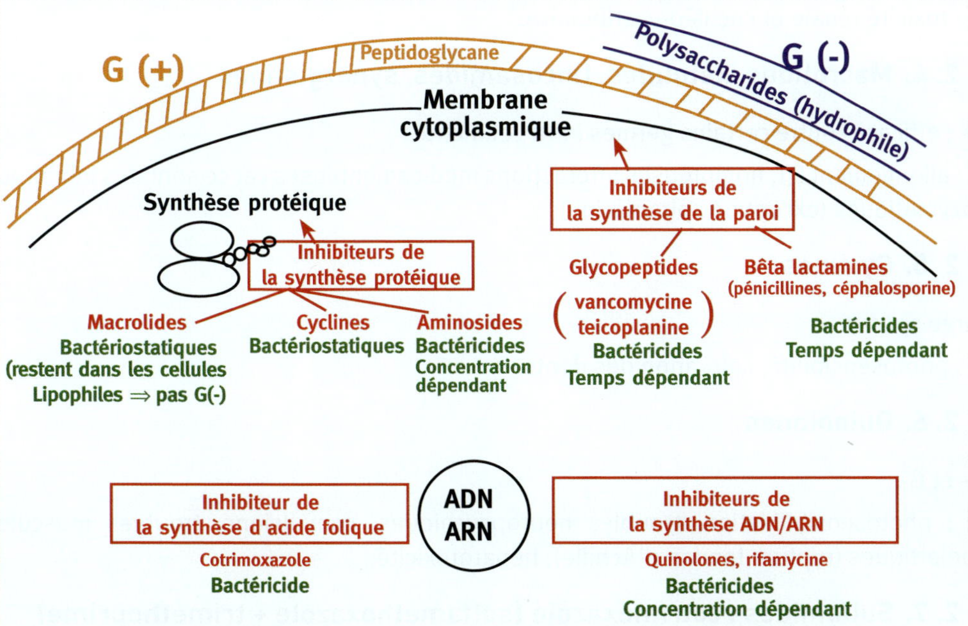

2. Médicaments utilisés

2. 1. Bêta-lactamines

EI : allergies, toxicité SNC (convulsions).

Pénicillines : Surtout cocci G+.

Céphalosporines : cocci G+ et quelques bacilles G- non producteurs de bêta-lactamases.

Carbapénèmes : spectre large bactéries G- et G+ aérobies et anaérobies.

Monobactames : spectre étroit bactéries G- aérobies.

2. 2. Glycopeptides

EI : néphrotoxicité, « red man syndrome ».

Bactéries G+ incluant la plupart des staphylocoques et entérocoques.

Vancomycine : demi-vie courte, perfusion ; *Teicoplanine* : demi-vie longue, administration une fois/jour.

2. 3. Aminosides

Petites molécules hydrophiles, utilisées en association avec les inhibiteurs de la synthèse de la paroi dans les situations urgentes. Bactéries G- aérobies.

Marge thérapeutique étroite.

EI : toxicité rénale et cochléo-vestibulaire.

2. 4. Macrolides, kétolides, lincosamides, synergistines

G+ ; efficace contre certains germes intra cellulaires.

EI : allongement QT, nombreuses interactions médicamenteuses car ce sont des inhibiteurs enzymatiques (exception spiramycine).

2. 5. Cyclines

Large spectre.

EI : photosensibilité, coloration des dents.

2. 6. Quinolones

G+ et G-.

EI : photosensibilisation, troubles neuropsychiques, convulsions, troubles musculosquelettiques (rupture tendon d'Achille), hépatotoxicité.

2. 7. Sulfamides : cotrimoxazole (sulfaméthoxazole + triméthoprime)

Synergie bactéricide.

EI : Hypersensibilités

3. Stratégie thérapeutique

3. 1. Antibiothérapie prophylactique chirurgicale

Pour éviter une complication infectieuse post-opératoire chez un patient non infecté avant l'intervention : une seule administration pré-opératoire (le plus souvent Céphalosporine de 1re ou 2e génération).

3. 2. Antibiothérapie curative

- **Probabiliste (ou empirique)** = avant de connaître le germe responsable et sa sensibilité aux antibiotiques.
- **Documentée** = tenant compte du germe isolé et de sa sensibilité aux antibiotiques utilisés.

3. 3. Durée des traitements antibiotiques

Le plus souvent 5 à 10 jours.

Antibiothérapies longues (plusieurs semaines ou mois) : endocardites, infections ostéo-articulaires, tuberculose.

Antibiothérapies en dose unique : Prophylaxie chirurgicale (avant l'incision) ; cystite ; certaines IST.

3. 4. Justification des associations antibiotiques : 3 indications

- **Pour élargir le spectre du traitement** (situations probabilistes sans hypothèse microbiologique raisonnable : infections nosocomiales).
- **Pour renforcer la bactéricidie** (aminosides en association dans les infections graves = chocs septiques +++).
- **Pour éviter l'émergence de mutants résistants** : la tuberculose.

3. 5. Choix empirique sans ou avant le résultat de la documentation bactériologique

- **Erysipèle** : streptocoque A (Amoxicilline).
- **Infection urinaire (pyélonéphrite)** : E coli (Fluoroquinolones ou Céphalosporines de 3e génération).
- **Infections d'origine digestive** : Bacilles à Gram négatif +anaérobies : amoxiclav ou céphalosporine de 3e génération + métronidazole.

ITEMS CONCERNÉS

UE 6- N° 173. Prescription et surveillance des anti-infectieux chez l'adulte et l'enfant (voir item 326)

– Prescrire et surveiller un traitement anti-infectieux.

Antibiotiques

– Évaluer la pertinence d'une prescription d'antibiotiques.

– Exposer les enjeux d'une utilisation des antibiotiques non conforme aux recommandations de bonne pratique clinique.

– Préciser les critères de choix d'une antibiothérapie probabiliste.

– Connaître les principales indications thérapeutiques et les principaux effets indésirables d'au moins un représentant des familles d'antibiotiques suivantes : pénicillines du groupe G ou V, pénicillines du groupe A ; associations comportant un inhibiteur des bêtalactamases ; pénicillines du groupe M ; céphalosporines de seconde et troisième générations ; macrolides, lincosanides, aminosides ; cotrimoxazole, quinolones ; les glycopeptides et les pénèmes.
– Analyser les causes d'échec d'une antibiothérapie ; savoir réévaluer une antibiothérapie.

Chapitre 5.2

Antiviral et herpès simplex virus

1. Cibles pharmacologiques

- Inhibition de l'ADN polymérase (virus à ADN).

2. Médicament utilisé

- *Aciclovir* (par voie orale, utiliser le *valaciclovir* qui est un pro médicament de l'aciclovir avec une meilleure biodisponibilité par voie orale).
- EI Bonne tolérance. Toutefois, à forte dose (notamment par voie IV et/ou en cas d'insuffisance rénale), il existe :

– un risque accru de développer des effets indésirables neurologique (adaptation de la dose en fonction de l'état de la fonction rénale) ;

– un risque de précipitation de l'aciclovir au niveau rénal. Pour limiter ce risque de toxicité rénale, hydrater le patient, éviter/surveiller l'association avec d'autres médicaments néphrotoxiques, respecter au moins une durée d'une heure pour la perfusion.

3. Stratégie thérapeutique

- Curatif des infections cutanéo-muqueuses, neurologiques, ophtalmiques à herpès simplex virus et préventif chez les sujets souffrant d'au moins 6 récurrences par an.

Références

1. *RCP aciclovir*

ITEMS CONCERNÉS

UE 6- N° 164. Infections à herpès virus du sujet immunocompétent

- Diagnostiquer un herpès cutané et muqueux, une varicelle, un zona chez le sujet immunocompétent
- Connaître la conduite à tenir devant un herpès cutané et muqueux, une varicelle, un zona et leurs complications les plus fréquentes.
- Connaître les risques en cas d'infection chez la femme enceinte, le nouveau-né, le sujet atopique.

UE 6- N° 173. Prescription et surveillance des anti-infectieux chez l'adulte et l'enfant (voir item 326)

- Prescrire et surveiller un traitement anti-infectieux.

Antiviraux

- Connaître les principales molécules antivirales anti Herpesviridiae.
- Connaître les principales indications et modalités d'utilisation des antiviraux au cours de la grippe.
- Connaître les classes d'antirétroviraux disponibles et leurs principaux effets indésirables.

Chapitre 5.3

Antiviraux des hépatites B et C

1. Cibles pharmacologiques

- **Antiviral dont l'action est liée au système immunitaire :** peginterféron alpha-2A (hépatite B). L'interféron alpha-2A possède une action cytotoxique et immunomodulatrice. Il est conjugué au polyéthylène glycol, ce qui permet d'allonger sa demi-vie d'élimination.
- **Antiviraux d'action directe sur le cycle de multiplication du virus :**
  - Hépatite C (virus à ARN) :
    - Inhibiteurs de la ARN polymérase : inhibiteurs du NS5B (DCI : ...*UVIR*) ;
    - Inhibiteurs de la réplication de l'ARN : inhibiteurs du NS5A (DCI : ... *ASVIR*) ;
    - Inhibiteurs de protéase NS3/4A du VHC (DCI : ...*PREVIR*).
  - Hépatite B (virus à ADN) :
    - Inhibiteurs de la polymérase du VHB : *ténofovir* et *entécavir.*
- **Antiviral dont le mécanisme d'action est mal connu :** *ribavirine* (hépatite C).

2. Médicaments utilisés

2. 1. Antiviraux d'action directe (VHC)

	Inhibiteurs de protéase NS3/4A	inhibiteurs du NS5A	inhibiteurs du NS5B
	... PREVIR	... ASVIR	... UVIR
Efficacité pangénotypique	grazoprévir : génotypes 1 et 4	Bonne efficacité pangénotypique	
EI	Bonne tolérance clinique		
IM	CYP 3A et P-gp (glécaprévir)	CYP 3A et P-gp (velpatasvir)	P-gp (sofosbuvir)

2. 2. Ribavirine (VHC)

- Analogue nucléosidique (toxicité mitochondriale, acidose lactique).
- EI Anémie dose dépendante.
- ⚠ Tératogène (Homme : jusqu'à 7 mois après arrêt ribavirine, Femme : jusqu'à 4 mois après arrêt ribavirine).

2. 3. Peginterféron alpha-2A (VHB)

EI : Les effets indésirables sont fréquents. Les principaux effets indésirables sont :

– le syndrome grippal (paracétamol) ;

– les effets psychiatriques (contre-indication chez les patients avec des antécédents psychiatriques) ;

– les effets indésirables thyroïdiens ;

– les effets indésirables hématologiques ;

– l'effet diabétogène.

2. 4. Ténofovir disoproxil (VHB, VIH) : voir antirétroviraux.

3. Stratégie thérapeutique

3. 1. Hépatite C

• Pour les patients sans antécédent de traitement de l'hépatite C, sans co-infection VHB VIH, sans insuffisance rénale sévère, sans comorbidités (alcool, diabète, obésité) non contrôlés ou sans suspicion de maladie hépatique sévère établie par des méthodes non invasives (élasticité hépatique : Fibroscan® ; tests sanguins : Fibrotest® et Fibromètre®), un parcours simplifié de prise en charge peut être proposé avec un traitement pangénotypique par sofosbuvir + velpatasvir (Epclusa®) 12 semaines ou glécaprevir + pibrentasvir (Maviret®) pendant 8 semaines.

• Pour les autres patients une prise en charge dans le cadre d'un parcours de soins spécialisé est nécessaire.
Pour ces patients, des traitements pangénotypiques associant inhibiteurs NS5A + NS5B ou inhibiteurs de NS5A + NS3/4A pendant 8, 12 ou 16 semaines doivent être privilégiés.

En cas d'échec de traitement, l'ajout de ribavirine à ces traitements ou des associations d'inhibiteurs NS5A + NS5B + NS3/4A peuvent être proposés.

• Dans tous les cas, la mesure de la charge virale 12 semaines après l'arrêt du traitement est indispensable pour établir si le patient est en réponse virologique soutenue.

3. 2. Hépatite B

• *Peg-intérféron alpha-2A* en monothérapie pendant 48 semaines pour les patients Ag HBe + présentant les facteurs suivants : ALAT > 3N ; Score d'activité ≥ A2 ; ADN-VHB bas ; Génotype A ou B.

• Pour les autres patients, *ténofovir ou entécavir* (alternative au ténofovir mais résistance croisée avec la lamivudine).

Références

1. *Hépatite C : Recommandations 2018 AFEF/SPILF(http://afef.asso.fr)*
2. *Hépatite B : Recommandation 2014 AFET/ANRS (http://social-sante.gouv.fr)*

ITEMS CONCERNÉS

UE 6- N° 163. Hépatites virales

– Connaître les modes de transmission des différentes hépatites virales et les modalités de leur prévention.
– Prescrire et interpréter les examens sérologiques utiles au diagnostic.
– Connaître les grands principes du traitement et de la surveillance des hépatites chroniques B et C.
– Connaître les modalités de prévention.
– Identifier les situations d'urgence et planifier leur prise en charge.

Chapitre 5.4

Antirétroviraux

1. Cibles pharmacologiques

La figure présente les différentes étapes nécessaires à la synthèse virale au sein d'une cellule ; en rouge figure les différentes familles de médicaments et leurs mécanismes d'action.

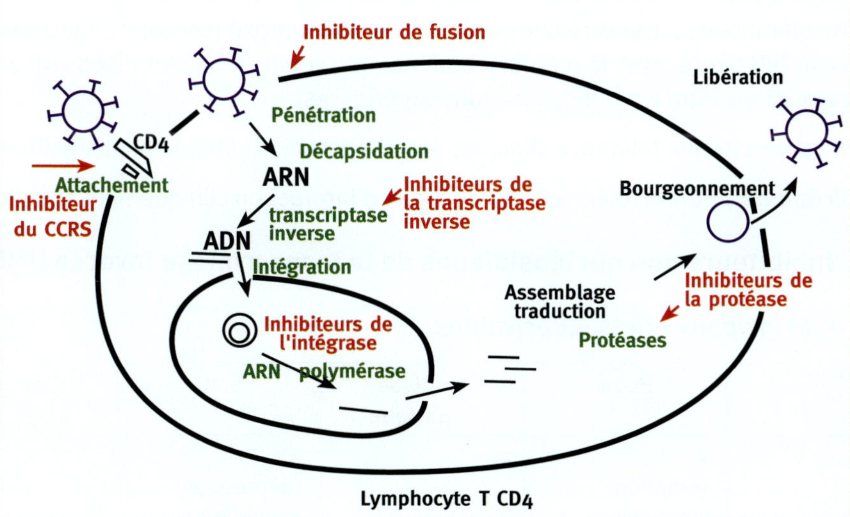

2. Médicaments utilisés

2. 1. Inhibiteurs nucléosi(ti)diques de la transcriptase inverse (INTI)

EI : Effet indésirable de la classe des INTI

Toxicité mitochondriale (acidose lactique) : très rare

- ***Abacavir***
  - EI Réaction d'hypersensibilité :
    - ➢ éruptions cutanées, fièvre, troubles digestifs ...
    - ➢ délai médian de survenue : 11 jours ;
    - ➢ évolution fatale possible ;

➢ génotypage HLA -B*5701 obligatoire avant traitement (50 % des patients porteurs de cet allèle sont susceptibles de développer une réaction d'hypersensibilité).

– **CI** : patients HLA-B*5701 positif et patients HLA-B*5701 négatif qui ont présenté une suspicion de réaction d'hypersensibilité à l'abacavir au cours d'un traitement précédent contenant de l'abacavir.

- ***Ténofovir disoproxil*** (pro médicament du ténofovir)

– **EI** toxicité rénale (insuffisance rénale aiguë, tubulopathie proximale) ; **IM** : éviter l'association avec des médicaments néphro-toxiques ;

– **EI** diminution de la densité minérale osseuse.

- ***Ténofovir alafénamide*** (pro médicament du ténofovir) = TAF

Meilleure tolérance osseuse et rénale que le ténofovir disoproxil (concentration plasmatique du ténofovir inférieure avec le ténofovir alafénamide versus ténofovir disoproxil alors que les concentrations intra lymphocytaire sont supérieures).

- ***Lamivudine*** : Bonne tolérance clinique, pas d'interaction cliniquement significative.
- ***Emtricitabine*** : Bonne tolérance clinique, pas d'interaction cliniquement significative.

2. 2. Inhibiteurs non nucléosidiques de la transcriptase inverse (INNTI)

2. 2. 1. Principaux effets indésirables

EI	Peau	Cytolyse hépatique	SNC	Digestif
efavirenz	X (éruption cutanée)	x	X (dépression, somnolence, insomnie, vertiges)	
névirapine	X (éruption cutanée)	X		
etravirine	x	x		
rilpivirine	x (éruption cutanée)	x	x (dépression , céphalées , insomnie)	x (douleurs abdominales)

2. 2. 2. Interactions médicamenteuses

- **IM** tous les INNTI sont métabolisés par les cytochromes P450 (CYP 450) et sont plus ou moins inducteurs de ces CYP 450 générant des interactions médicamenteuses.

INNTI	CYP450	Induction enzymatique CYP450
efavirenz	3A4, 2B6	+++ (3A4, 2B6)
névirapine	3A4, 2B6	++ (3A4, 2B6)
etravirine	3A4, 2C9, 2C19	+ (3A4)
rilpivirine	3A4	≈ 0

- Il n'est pas recommandé d'associer ces médicaments avec les composés inducteurs CYP450 tels que la rifampicine carbamazépine, phénobarbital, phénytoïne, *Millepertuis* car cette association peut entraîner une perte de l'effet thérapeutique des INNTI.

- Pour les INNTI inducteur des CYP450 3A4, l'association avec des médicaments métabolisés par ce cytochrome peut entraîner une diminution de l'activité de ces médicaments.

  – ***rilpivirine***

    ➢ ne pas prendre à jeun pour éviter une diminution de la biodisponibilité ;

    ➢ IM ne pas associer avec les inhibiteurs de la pompe à protons pour éviter une diminution de la biodisponibilité liée à l'augmentation du pH gastrique.

  – ***névirapine***

CI : Contre-indication : patients chez qui le traitement par névirapine a été arrêté pour éruption cutanée sévère ou éruption cutanée associée à des signes généraux ou hépatite liée à l'administration de névirapine.

  – ***efavirenz*** **:** ⚠ déconseillé chez la femme en âge de procréer, CI en cas de grossesse (notamment au 1er trimestre).

2. 3. Inhibiteurs de l'intégrase (INI)

DCI : «...GRAVIR »	Méta-bolisme	IM	EI
raltégravir	**UGT 1A1**	Absence d'interactions avec les médicaments métabolisés par CYP450	Bonne tolérance
elvitégravir/ cobicistat	**CYP3A,** UGT 1A 1	+ + + par inhibition du métabolisme par le CYP 450 3A (le cobicistat a la même action que le ritonavir)	Inhibition de la sécrétion tubulaire de la créatinine : diminution stable de la clairance de la créatinine (- 10 à - 15 ml/min)
dolutégravir	**UGT 1A1** CYP3A	+ (↑ metformine)	Inhibition de la sécrétion tubulaire de la créatinine : diminution stable de la clairance de la créatinine (- 10 à - 14 %) qui ne témoigne pas d'une insuffisance rénale Risque potentiel de non fermeture du tube neural lié à la prise, en début de grossesse

2. 4. Inhibiteurs de la protéase (IP)

• Les inhibiteurs de protéase (DCI : « ...***NAVIR*** ») sont associés avec une faible dose de ***ritonavir*** afin d'inhiber le métabolisme de l'inhibiteur de protéase par le CYP450 3A et ralentir ainsi l'élimination de l'inhibiteur de protéase de l'organisme.

• IM Cette association génère de nombreuses interactions avec les médicaments métabolisés par CYP450 3A.

– statines : préférer les statines non métabolisées par le CYP450 3A4 (pravastatine, rosuvastatine à faible dose).

– CI l'association avec la rifampicine, puissant inducteur des CYP450 est contre-indiquée.

• EI de la classe des inhibiteurs de protéase :

– hypercholestérolémie, hypertriglycéridémie ;

– intolérance aux glucides, diabète ;

– lipodystrophie.

2. 5. Inhibiteurs d'entrée

• ***enfuvirtide*** (Inhibiteur de fusion).

• ***maraviroc*** (antagoniste du CCR5).

3. Stratégie thérapeutique

• Traitement initial indiqué chez tout patient infecté par le VIH, quel que soit le nombre de CD4.

• Associations recommandées en traitement initial :

– 2 INTI + IP (darunavir) /ritonavir ;

– 2 INTI +INNTI (rilpivirine) ;

– 2 INTI + 1 INI (dolutégravir ou raltégravir ou elvitégravir/cobicistat).

⇒ **Objectif** : charge virale plasmatique indétectable dans un délai de 6 à 12 mois.

• Il existe des associations entre ces différents principes actifs commercialisées dans une même forme galénique pour simplifier l'administration par voie orale.

Nom commercial	DCI	Commentaires
Genvoya®	TAF/emtricitabine/ elvitégravir/ cobicistat	Posologie : 1 comprimé par jour
Triumeq®	abacavir/lamivudine/ dolutégravir	Posologie : 1 comprimé par jour
Odefsey®	TAF/emtricitabine/ rilpivirine	Posologie : 1 comprimé par jour
Truvada®	ténofovir/emtricitabine	Indications : patient infecté par le VIH et prophylaxie pré-exposition (Prep) pour réduire le risque d'infection par le VIH par voie sexuelle chez les adultes à haut risque de contamination

Chez des patients stables en succès virologique, différentes stratégies d'allègement du traitement sont à l'étude.

Références

1. *Prise en charge du VIH – Recommandations du groupe d'experts- actualisation janvier 2017 (http://cns.sante.fr/)*

ITEMS CONCERNÉS

UE 6- N° 165. Infections à VIH

- Informer et conseiller en matière de prévention de la transmission du VIH.
- Connaître les situations justifiant la prescription d'une sérologie VIH.
- Interpréter les résultats d'une sérologie VIH et en annoncer le résultat.
- Reconnaître une primo infection par le VIH.
- Prévenir et reconnaître les principales complications infectieuses associées au VIH.
- Connaître et savoir dépister les principales complications non infectieuses associées au VIH.
- Connaître les grands principes du traitement antirétroviral, de son suivi et de son observance.
- Dépister une infection à VIH au cours de la grossesse et en organiser la prise en charge.

UE 6- N° 173. Prescription et surveillance des anti-infectieux chez l'adulte et l'enfant (voir item 326)

- Prescrire et surveiller un traitement anti-infectieux.

Antiviraux

- Connaître les principales molécules antivirales anti Herpesviridiae.
- Connaître les principales indications et modalités d'utilisation des antiviraux au cours de la grippe.
- Connaître les classes d'antirétroviraux disponibles et leurs principaux effets indésirables.

Chapitre 5.5

Antifongiques

1. Cibles pharmacologiques

1. 1. Candidoses systémiques

• Fongistatiques, interagissent avec l'ergostérol fongique : *les polyènes (amphotéricine B et nystatine).*

• Fongistatiques agissant par inhibition enzymatique (cytochrome P450 3A4) et accumulation d'un métabolite toxique : *les azolés à usage systémique (vori, itra, posa et fluconazole)*.

• Inhibition de la synthèse de paroi. Voie orale impossible (pas d'absorption digestive) : *les échinocandines (caspo, mica et anidulafungine)*.

1. 2. Mycoses superficielles

• Par voie locale : *polyènes, azolés, terbinafine*.

2. Médicaments utilisés

2. 1. Polyènes

• EI : hypokaliémie, hypomagnésémie, insuffisance rénale. Risques atténués par la formulation lipidique.

• **Actifs sur cryptocoque, candida, mucormycose, aspergillose.**

2. 2. Azolés

• EI : toxicité hépatique et nombreuses interactions parfois dangereuses par inhibition du Cytochrome P450 (statines, ergot de seigle, opioïdes, colchicine, midazolam, quinidine, halofantrine).

• **Même spectre que les polyènes.**

2. 3. Echinocandines

• EI : rare toxicité hépatique.

• **Actifs dans toutes les candidoses.**

3. Stratégie thérapeutique

3. 1. Neutropénies fébriles - Prescription empirique

Principale source de prescription des antifongiques. Après échec d'un traitement de première ligne par béta-lactamine + aminoside + glycopeptide : Amphotéricine B liposomale ou échinocandine.

3. 2. Candidoses systémiques - Sur documentation microbiologique

Amphotéricine B liposomale ou fluconazole ou voriconazole ou echinocandine.

3. 3. Aspergillose invasive

Le voriconazole IV est le médicament de **1re ligne**, l'amphotéricine B liposomale en **2e ligne**. La caspofongine et le posaconazole sont également des possibilités en cas d'intolérance aux autres médicaments.

3. 4. Cryptococcose, histoplasmose, mucormycose (ou zygomycose)

L'amphotéricine liposomale est le médicament de choix de ces mycoses rares, en association avec la 5-flurocytosine (cryptococcose), ou le traitement chirurgical (mucormycose).

3. 5. Mycoses superficielles

Presque toujours traitées par voie locale. Les dérivés azolés sont indiqués dans presque toutes les situations. Dans les dermatophytoses rebelles, le recours à la voie orale est nécessaire (terbinafine).

3. 6. Pneumocystose

- Micro-organisme responsable : pneumocystis jiroveci (ex-pneumocystis carinii).
- Maladie de l'immunodéprimé : VIH (CD4 < 200), greffés (organe ou moelle), chimios lymphopéniantes...
- Traitement curatif : cotrimoxazole à forte dose pendant 3 semaines.
- Traitement prophylactique indispensable chez les sujets à risque : cotrimoxazole ou atovaquone
- **EI** : risque de toxicité hématologique du cotrimoxazole par carence en folates. Supplémentation systématique par acide folinique.

ITEMS CONCERNÉS

UE 6 - N° 173. Prescription et surveillance des anti-infectieux chez l'adulte et l'enfant (voir item 326)

- Prescrire et surveiller un traitement anti-infectieux.

Antifongiques

- Connaître les principales molécules antifongiques, leurs indications et modalités d'utilisation.

Chapitre 5.6

Antiparasitaires

1. Cibles pharmacologiques

1. 1. Antipaludéens

- **Inhibition de l'utilisation de l'hémoglobine par le parasite :** dérivés quinoléiniques (*quinine, choloroquine, méfloquine...*) et dérivés de l'artémisine (*artésunate, artéméther...*) ;
- **Anti-folique :** *proguanil* ;
- **Anti-mitochondrie :** *atovaquone*.

1. 2. Antihelmintiques

- Toxicité neurologique (*Ivermectine, albendazole, niclosamide, praziquentel*) pour les helminthes (distomatose, bilharziose, oxyurose, ascaridiose, ankylostomose, anguillulose, taenia, hydatidose).
- Cytotoxicité des nitro-imidazolés (*métronidazole*) pour les amibes et autres protozoaires.

1. 3. Ectoparasites (poux)

- Asphyxie des parasites et des lentes par les lotions à base de *diméticone*.

1. 4. Toxoplasmose

- Traitement et prophylaxie par l'association *pyriméthamine-sulfadiazine*. Prophylaxie primaire *cotrimoxazole*.

2. Médicaments utilisés

2. 1. Antipaludéens

EI : allongement QT (quinoléines), hypoglycémie (quinine), troubles neuropsychiatriques (méfloquine), neurotoxicité (artéméther), CI grossesse (méfloquine et artémisine CI 1er trimestre).

- *Les dérivés quinoléiniques :*

Les plus anciens des antipaludéens. La quinine est toujours efficace mais maniement et risques d'effets secondaires ++. Résistance fréquente de P falciparum à la chloroquine. Désormais traitements de 2e ligne dans les accès SIMPLES à P falciparum (méfloquine).

5 INFECTIOLOGIE

• *Artémisine et atovaquone-proguanil*

Traitements des accès **non compliqués** à P falciparum.

2. 2. Antiparasitaires digestifs

• *Ivermectine :* anguillulose.

• *Praziquentel, niclosamide et pamoate de pyrantel :* taenia, bilharziose.

• *Albendazole, triclabendazole :* distomatose, echinococcose.

2. 3. Lotions pour les ectoparasites

• *Diméticone :* traitement des pédiculoses corporelles et cuir chevelu (poux).

• *Benzoate de benzyle :* traitement de la gale (en association avec l'ivermectine p.o. pour les traitements de masse).

3. Stratégie thérapeutique

3. 1. Prophylaxie antipaludéenne

• Chloroquine (zone P falciparum chloroquino-sensible) ou Atovaquone-Proguanil ou doxycycline ou mefloquine en dernière intention (zone chloroquino-résistance).

3. 2. Traitement de l'accès palustre à P falciparum

• **Accès simple :** artéméther-luméfantrine ou arténimol-pipéraquine (1re ligne), atovaquone-proguanil (2e ligne), méfloquine (2e ligne enfant), quinine (3e ligne).

• **Accès grave :** Médicaments injectables ; Artésunate (1re ligne) ou Quinine (2e ligne).

3. 3. Parasitoses digestives

• Y penser devant une hyperéosinophilie persistante dans un contexte évocateur (voyage récent, immigration, troubles digestifs).

3. 4. Toxoplasmose chez l'immunodéprimé

• **Prophylaxie primaire** (sujets à risque), **prophylaxie secondaire** (après traitement d'attaque d'un épisode infectieux).

• Principale menace : la toxoplasmose cérébrale chez les sujets VIH.

• Molécule de référence : association pyriméthamine-sulfadiazine pour le traitement d'attaque et la prophylaxie secondaire. Cotrimoxazole pour la prophylaxie primaire.

Références

1. *Reco Société Pathologie Infectieuse de Langue Française SPILF. Prise en charge et prévention du paludisme d'importation. Mise à jour 2018.*

ITEMS CONCERNÉS

UE 6 - N° 173. Prescription et surveillance des anti-infectieux chez l'adulte et l'enfant (voir item 326)

– Prescrire et surveiller un traitement anti-infectieux.

Antiparasitaires

– Connaître les principales molécules antiparasitaires et leurs indications.

UE 6 - N° 166. Paludisme

– Connaître les circonstances imposant la recherche d'un paludisme et les examens complémentaires permettant de confirmer le diagnostic et d'évaluer le retentissement.
– Connaître les critères de gravité, les principes de l'hospitalisation.
– Connaître le traitement et les principes de la surveillance d'un accès palustre.
– Connaître les principes de la prévention antivectorielle et de la protection médicamenteuse.
– Accéder aux sources d'information permettant la mise en œuvre des mesures de prophylaxie adaptées.
– Identifier les situations d'urgence et planifier leur prise en charge.

UE 6 - N° 167. Gale et pédiculose

– Diagnostiquer et traiter une gale et une pédiculose.
– Connaître la conduite à tenir devant un cas contact et en cas d'épidémie.

UE 6 - N° 168. Parasitoses digestives : giardiose, amoebose, téniasis, ascaridiose, oxyurose

– Diagnostiquer et connaître les principes du traitement d'un téniasis, d'une ascaridiose, d'une oxyurose, d'une giardiose, d'une amoebose intestinale aiguë et d'un abcès amibien du foie.

UE 6 - N° 169. Zoonoses

– Diagnostiquer et connaître les principes du traitement des principales zoonoses : brucellose, fièvre Q, leishmaniose, toxoplasmose, maladie de Lyme, maladie des griffes du chat, pasteurellose, rickettsioses, tularémie, échinococcoses (hydatidose).
– Connaître et expliquer les mesures préventives contre la rage.

6e partie
NEUROLOGIE

Chapitre 6.1

Alzheimer

1. Cibles pharmacologiques

La mort neuronale aboutit à une diminution du nombre de synapses fonctionnelles dans les régions touchées expliquant une altération du fonctionnement de nombreux neurotransmetteurs, notamment déficit cholinergique et altération de la transmission glutamatergique. Deux cibles pharmacologiques :

– **favoriser la transmission cholinergique** en inhibant les cholinestérases, enzymes qui dégradent l'acétylcholine dans la fente synaptique ;

– l'excès de glutamate dans la synapse est un des facteurs de dégénérescence neuronale et brouille son effet sur la mémorisation : un **antagonisme des récepteurs NMDA** bloque les effets pathologiques des taux élevés de glutamate.

2. Médicaments utilisés

Inhibiteurs des cholinestérases
Action centrale et périphérique *donépézil, rivastigmine, galantamine* Stade léger, modéré et modérément sévère de la maladie
EI Résultent de l'exacerbation du tonus cholinergique tant au niveau des récepteurs nicotiniques (fasciculations, crampes musculaires...) qu'à celui des récepteurs muscariniques, notamment au niveau digestif (augmentation progressive des doses), cardiaque et central pour les médicaments de la maladie d'Alzheimer (troubles neuropsychiatriques) (douleurs abdominales, nausées, diarrhées, hypersécrétions, myosis, bradycardie...) : cf. prérequis. **CI et précautions d'emplois** Résultent de leurs propriétés pharmacologiques (Cardiaque, Ulcère gastro-intestinal, asthme et bronchopneumopathie, pathologie péristaltisme intestinal) : *cf.* prérequis
Antagoniste des récepteurs NMDA
mémantine Stade modéré, modérément sévère et sévère de la maladie EI bien tolérée : HTA, somnolence»

Inhibiteurs des cholinestérases et mémantine
Prescription restreinte **Arrêt** si EI, interaction, aggravation **Au-delà de 6 mois,** réévaluation, poursuite pour 6 mois si efficacité et pas EI **Au-delà d'un an,** réévaluation nécessaire **Octobre 2016 : réévaluation par la Commission de la transparence de ces médicaments : intérêt insuffisant, plus de place dans la stratégie thérapeutique, service médical rendu insuffisant**

3. Stratégie thérapeutique

- **Stade léger** (MMSE > 20) : inhibiteur des cholinestérases.
- **Stade modéré** (10 < MMSE < 20) : inhibiteur des cholinestérases ou anti glutamate.
- **Stade sévère** (MMSE < 10) : anti glutamate.

Pas d'associations de médicaments.

Références

1. *HAS Maladie d'Alzheimer et apparentées : diagnostic et prise en charge 2011.*
2. *HAS Place des médicaments du traitement symptomatique de la maladie d'Alzheimer 2012.*

ITEMS CONCERNÉS

UE 4- N° 106. Confusion, démences (voir item 129)

– Diagnostiquer un syndrome confusionnel, savoir évoquer un hématome sous-dural chronique.
– Diagnostiquer un syndrome démentiel, une maladie d'Alzheimer.
– Argumenter l'attitude thérapeutique et planifier le suivi du patient en abordant les problématiques techniques, relationnelles, éthiques, organisationnelles consécutives à l'évolution de la maladie.

Chapitre 6.2

Épilepsie

1. Cibles pharmacologiques

• Affection chronique du SNC caractérisée par l'apparition spontanée et répétée de crises : décharges neuronales excessives et hypersynchrones impliquant une partie plus ou moins étendue du cortex cérébral (partielle ou généralisée).

• **Hypothèse neurochimique :** augmentation de la neurotransmission excitatrice, diminution de la neurotransmission inhibitrice, propriétés électriques anormales des cellules affectées.

• **Cibles :** bloquer l'excitabilité neuronale en : (i) modulant les canaux ioniques voltage-dépendants permettant la genèse et la propagation des potentiels d'action (canaux sodiques), la libération des neurotransmetteurs (canaux calciques) ; (ii) activant le système GABA inhibiteur ; (iii) inhibant le système glutamatergique activateur.

Sur la figure suivante sont représentées une synapse GABAergique et une synapse glutamatergique, les récepteurs et canaux ioniques voltage dépendants, et les cibles pharmacologiques des médicaments : (i) inhibition (en rouge) ou activation (en bleu) de la libération de neuromédiateurs, action sur les récepteurs post synaptiques, inhibition de la recapture ou du catabolisme et (ii) actions inhibitrices les canaux ioniques sodiques et calciques.

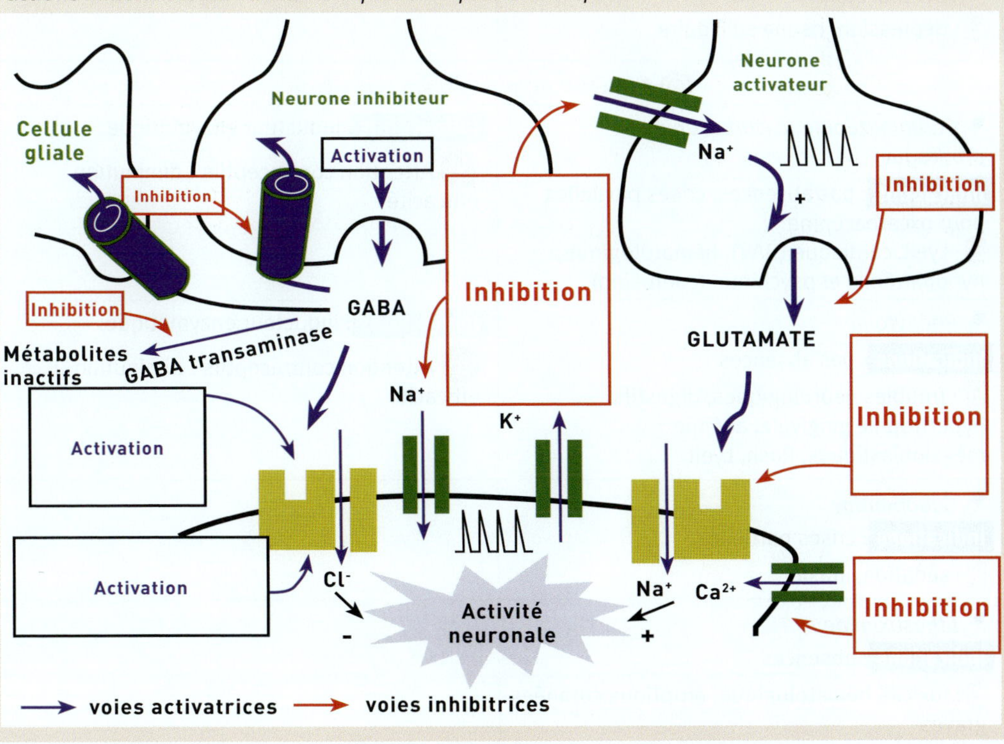

2. Médicaments utilisés

Certains EI sont communs :

- Hypersensibilité : médicaments classiques ++
- Réactions cutanées sévères : avec les mêmes médicaments et avec une fréquence moindre avec les autres médicaments ;
- Hématologiques ;
- Hépatiques ;
- Perte ou prise de poids ;
- Aggravation possible de l'épilepsie.

Attention : liste non exhaustive, limitée aux médicaments en monothérapie de première intention.

Antiépileptiques (AE) de spectre large	
Valproate de sodium EI : tératogène Hépatotoxicité et hématotoxicité Prise de poids CI grossesse, filles, adolescentes, femme en âge de procréer	**Interactions** : inhibiteur enzymatique ⚠ Attention avec lamotrigine
Lamotrigine EI : éruptions cutanées, Lyell	**Interactions** : attention contraceptifs diminution lamotriginémie
Lévétiracétam EI : dépression, risque suicidaire	
Antiépileptiques de spectre étroit	
Carbamazépine (oxcarbazépine : prodrogue) **Indications** : pas absences, crises partielles pour oxcarbazépine EI : Lyell, cardiaque (BAV), hématologique, hyponatrémie et psychique (confusion)	**Interactions** : inducteur enzymatique ⚠ Attention contraceptifs : diminution efficacité
Phénytoine **Indications** : pas absences EI : troubles neurologiques, digestifs, hypertrophie gingivale, anémie mégaloblastiques, Rash, Lyell	**Interactions** : inducteur enzymatique: ⚠ Attention contraceptifs : diminution efficacité
Gabapentine **Indications** : crises partielles EI : sédation, ataxie	
Ethosuximide **Indications** : absences EI : toxicité hématologique, éruptions cutanées graves	

3. Stratégie thérapeutique

- **Monothérapie avec titration progressive :**

– cadre syndromique de la maladie ;

– femme en âge de procréer ;

– possibles interactions.

- Épilepsies généralisées idiopathiques : AE large spectre.
- Épilepsies partielles : AE spectre large ou étroit.
- **Si échec, éliminer les pseudo résistances (inobservance, interactions...), substitution par une autre monothérapie.**
- **Après échec de deux monothérapies, associations de deux AE.**

Filles, adolescentes, femmes en âge de procréer et femmes enceinte : CI acide valproïque.
Médicament à préférer : lamotrigine

Références

1. *HAS ALD Epilepsies graves 2007.*
2. *HAS/ANSM Alternatives à l'acide valproique 2015.*
3. *ANSM Dossier valproate 2017.*
4. *ANSM Valproate et dérivés : renforcement de l'information sur les risques 2017.*

ITEMS CONCERNÉS

UE 4- N° 103. Épilepsie de l'enfant et de l'adulte

– Diagnostiquer les principales formes d'épilepsie de l'enfant et de l'adulte.
– Identifier les situations d'urgence et planifier leur prise en charge.
– Argumenter l'attitude thérapeutique et planifier le suivi du patient.
– Décrire les principes de la prise en charge au long cours.

Chapitre 6.3

Migraine

1. Cibles pharmacologiques

Principalement basées sur l'hypothèse neuronale et vasculaire de la migraine.
Les migraineux présenteraient au niveau de leur tronc cérébral une zone de sensibilité particulière à différents facteurs déclenchants (aliments, stress, hormones, etc.). Par suite de la mise en jeu de cette zone les neurones sérotoninergiques seraient hyperactifs, ce qui s'accompagnerait, en particulier, d'une libération de sérotonine à partir des plaquettes. La sérotonine entraînerait la stimulation des fibres nociceptives et la libération de médiateurs inflammatoires autour des vaisseaux cérébraux. À une phase initiale de vasoconstriction correspondant cliniquement à l'aura, succède une phase de vasodilatation douloureuse. Par ailleurs, la sérotonine est impliquée dans les troubles digestifs qui accompagnent la crise.

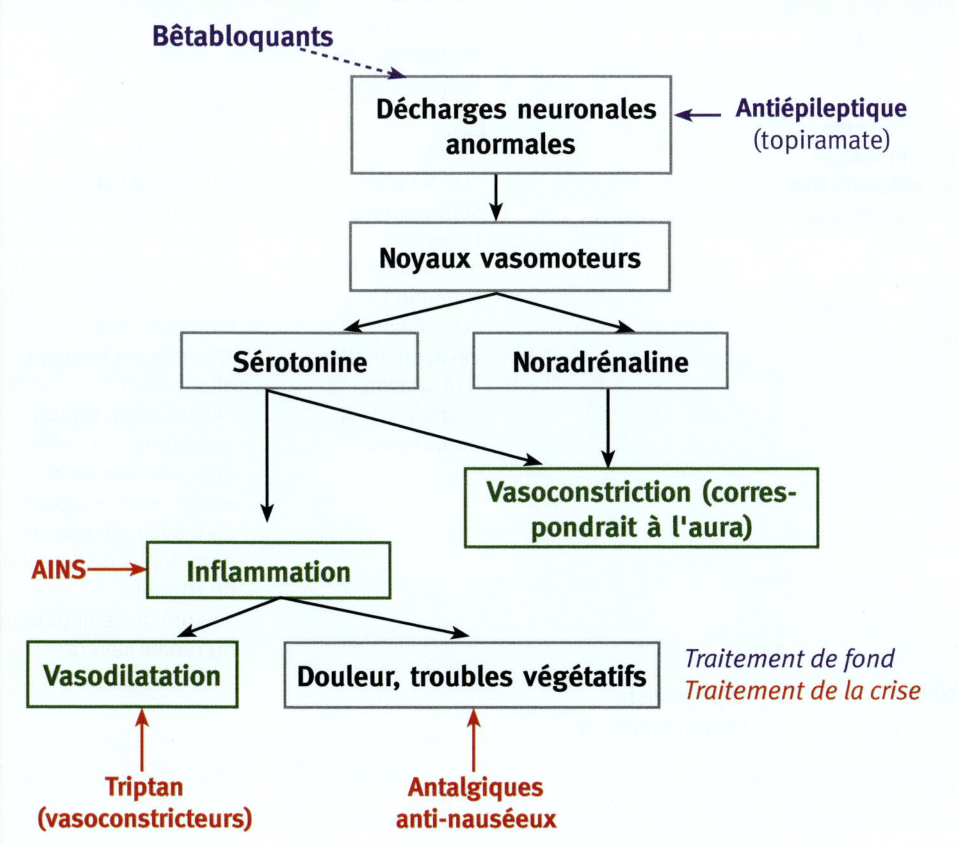

Antimigraineux destinés soit au traitement de la crise soit au traitement de fond :

- Traitements spécifiques de la crise : limiter la vasodilatation des artères méningées : vasoconstricteurs ;
- Traitements de fond : mécanisme souvent inconnu ; patients ayant crises trop fréquentes et/ou invalidant.

2. Médicaments utilisés

ACTION Traitement de la crise

Médicaments	Propriétés pharmacologiques	Effets indésirables	CI
Traitements non spécifiques :		EI Céphalées chroniques quotidiennes (CCQ)	
Antalgiques anti-inflammatoires *Ibuprofène, kétoprofène, acide acétylsalicylique*	Inhibiteurs de la Cox (réversible pour AINS, irréversible Cox 1 pour aspirine)	EI Des AINS (cf. fiches AINS) Digestifs Hypersensibilité (dermato respiratoire) Antiagrégants Fonction rénale	CI Des AINS (cf. fiche AINS)
Traitements spécifiques : si pas efficacité des non spécifiques EI et CI communs aux triptans et ergot de seigle	→	EI *CCQ *Lié à l'effet sérotoninergique (attention association ATD tramadol) *Liés à la vasoconstriction HTA spasme fourmillement oppression	CI *maladies cardiovasculaires; artérites des membres inférieures, insuffisance coronaire, artériopathie cérébrale, syndrome de Raynaud, HTA *Femme enceinte ou allaitement *Association triptan + ergotamine contre indiquée lors de la même crise : respecter 24 h avant de passer d'un dérivé de l'ergot à un triptan *Insuffisance hépatique ou rénale sévère
Triptans « triptan »	Agoniste sérotoninergique		

Alcaloïdes de l'ergot de seigle *Ergotamine, DHE* **Ne doivent plus être utilisés**	Agoniste sérotoninergique+ agoniste alpha 1 + agoniste dopaminergique	EI Ergotisme nausées vomissements

ACTION **Traitements de fond (Diminution fréquence des crises 50 %)**	
Médicaments de première intention	**Propriétés pharmacologiques**
Bêta-bloquant : *propranolol, métoprolol*	Dépourvus d'ASI seuls efficaces
Antidépresseur : *amitriptyline* (pas d'AMM)	
Antiépileptiques : *topiramate* (AMM), *gabapentine* (pas d'AMM), *valproate et divalproate de sodium* (pas d'AMM) CI grossesse, filles, adolescentes, femme en âge de procréer	

3. Stratégie thérapeutique

3. 1. Traitement de la crise

Traitements non spécifiques (AINS, aspirine) si non efficaces, traitements spécifiques.

Attention, attendre la fin de l'aura si migraine avec aura pour prendre un vasoconstricteur.

3. 2. Traitement de fond

Patients dont les crises sont trop fréquentes ou invalidantes (retentissement socio-professionnel), et ce malgré un traitement adéquat de la crise. Les objectifs des traitements de fond sont de diminuer de 50 % la fréquence des crises, de limiter le retentissement social et professionnel des crises (absentéisme) et d'éviter la survenue de CCQ qui compliquent fréquemment une maladie migraineuse. Effet non immédiat (2 mois).

Références

1. *ANAES Prise en charge diagnostique et thérapeutique de la migraine chez l'adulte et chez l'enfant : aspects cliniques et économiques 2002.*
2. *ANAES Céphalées chroniques quotidiennes (CCQ) diagnostic, rôle de l'abus médicamenteux, prise en charge.*

ITEMS CONCERNÉS

UE 4- N° 97. Migraine, névralgie du trijumeau et algies de la face

– Diagnostiquer une migraine, une névralgie du trijumeau et une algie de la face.
– Argumenter l'attitude thérapeutique et planifier le suivi du patient.

Chapitre 6.4

Modulation pharmacologique de la jonction neuromusculaire (neurone cholinergique, récepteurs nicotiniques)

Myasthénie

1. Cibles pharmacologiques

La myasthénie est une pathologie où existe un défaut de la transmission neuromusculaire. Les médicaments utilisés sont des *inhibiteurs des cholinestérases*, enzymes qui dégradent l'acétylcholine dans la fente synaptique.

2. Médicaments utilisés

Inhibiteurs des cholinestérases
Action périphérique *pyridostigmine, chlorure d'ambénonium, néostigmine*
EI Résultent de l'exacerbation du tonus cholinergique tant au niveau des récepteurs nicotiniques (fasciculations, crampes musculaires...) qu'à celui des récepteurs muscariniques, notamment au niveau digestif (augmentation progressive des doses), cardiaque (douleurs abdominales, nausées, diarrhées, hypersécrétions, myosis, bradycardie...) : cf. prérequis. **CI et précautions d'emplois** Résultent de leurs propriétés pharmacologiques (cardiaque, ulcère gastro-intestinal, asthme et bronchopneumopathie, pathologie péristaltisme intestinal) : *cf.* prérequis.

3. Stratégie thérapeutique

- **Première ligne :** inhibiteurs des cholinestérases.
- **Deuxième ligne :** immunothérapie.

Références

1. *HAS Protocole national de diagnostic et de soins (PNDS) myasthénie auto-immune 2015.*

Autres situations

• Pathologies ou existe un excès (dystonies, spasme hémifacial, spasticité) : *toxine botulique* (blocage de la libération d'acétylcholine à la jonction neuromusculaire).

• Nécessité d'induire un bloc neuromusculaire complet (anesthésie, ventilation assistée en réanimation) : curares antagonistes compétitifs de l'acétylcholine (*pancuronium*) ou agonistes entraînant une dépolarisation (*suxaméthonium*).

ITEMS CONCERNÉS

UE 4- N° 96. Myasthénie

– Diagnostiquer une myasthénie.
– Connaître les traitements et planifier le suivi du patient.
– Connaître les médicaments contre-indiqués dans la myasthénie.
– Identifier les situations d'urgence et planifier leur prise en charge.

Chapitre 6.5

Parkinson

1. Cibles pharmacologiques

Maladie de Parkinson : destruction des neurones dopaminergiques de la voie nigro-striée à l'origine d'un syndrome parkinsonien : tremblements, rigidité, akinésie.

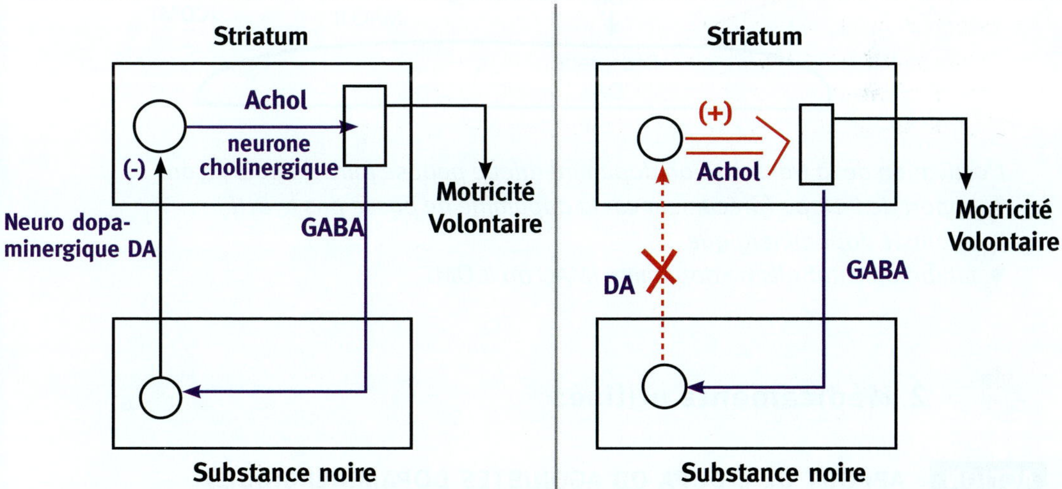

La figure présente la boucle de contrôle extrapyramidale de la motricité volontaire. Les neurones dopaminergiques modulent l'activité cholinergique striatale.

Dans la maladie de Parkinson la perte progressive des neurones dopaminergiques de la voie nigro-striatale est à l'origine d'un déficit de dopamine et d'une hypercholinergie relative.

Deux approches : (1) activation transmission dopaminergique (2) inhibition transmission cholinergique (antagonistes muscarinique) mais place très réduite, réservé aux formes tremblantes.

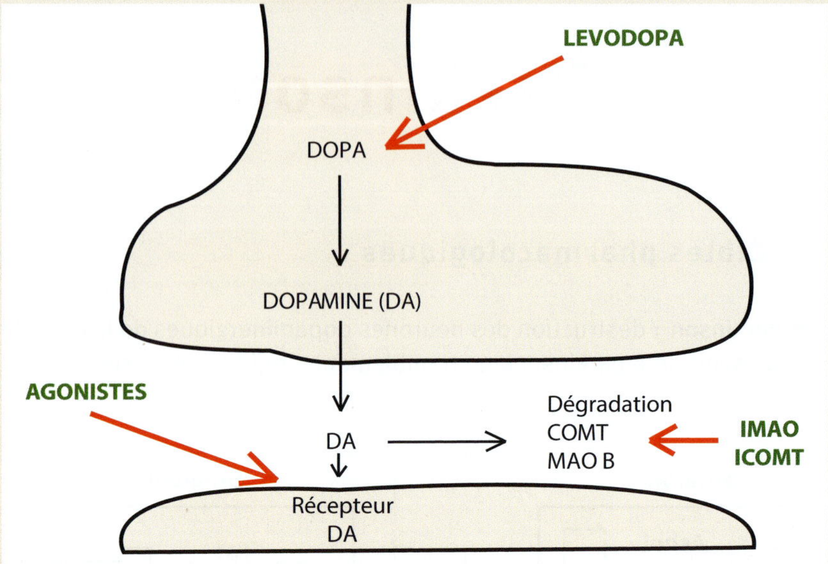

L'activation de la transmission dopaminergique peut se faire de trois façons :

- *apport de L-Dopa (précurseur car la dopamine ne passe pas le BHE)*
- *agoniste dopaminergique*
- *inhibition catabolisme dopamine IMAO ou ICOMT*

2. Médicaments utilisés

ACTION : APPORT DE L-DOPA OU AGONISTES DOPAMINERGIQUES

	L-DOPA	Agonistes dopaminergiques
Cible	Augmentent la transmission dopaminergique	
Médicaments	*L-Dopa* Est systématiquement associé à un inhibiteur de la dopa-décarboxylase périphérique carbidopa, bensérazide (augmenter efficacité centrale)	*ropinirole, pramipexole, rotigotine* (patch) *apomorphine* SC réservé aux fluctuations motrices sévères
EI Centraux Troubles neuropsychiatriques	++	++
Dyskinésies	+++	-

...

Troubles du contrôle des impulsions	+	+++
Attaques de sommeil	+	+++
EI **Périphériques** Effets digestifs	++	++
Hypotension orthostatique	++	++
	Lune de miel transitoire : complications motrices *akinésie fin dose *mouvements choréiques milieu de dose *Fractionnement des doses, LP, association avec agoniste*	
CI de ces médicaments avec les antagonistes dopaminergiques, à l'exception de la dompéridone (ne passe pas la BHE) et de la clozapine si indication à ces médicaments et respect des conditions de l'AMM.		

ACTION : INHIBITION DU CATABOLISME DE LA DOPAMINE

IMAO B : *rasagiline, selegiline* (attention aux associations avec les ATD)

ICOMT : *entacapone ; tolcapone* (risque d'atteinte hépatique, contrôle toutes les deux semaines)

Action dopaminergique modérée.

ACTION : ANTICHOLINERGIQUES

Trihexyphénidyle, bipéridène

Traitements anciens, réservés aux formes tremblantes.
EI anticholinergiques ++++

ACTION : LIBÉRATION DE DOPAMINE

Amantadine

Mécanisme d'action mal connu (augmente libération de dopamine).
Faible effet sur les signes cardinaux de la maladie et effet antidyskinétique sur les complications motrices.
EI confusion, hallucinations, agitation.

3. Stratégie thérapeutique

3. 1. Initiation du traitement

- **Gêne très minime :** abstention, rasagiline.
- **Patients âgés :** L-dopa en monothérapie, iatrogénie des agonistes.
- **Patients plus jeunes :** monothérapie par agoniste.
- Anticholinergiques : obsolètes, patients jeunes forme tremblante ++

3. 2. Complications motrices

- Associations.

Références

1. *HAS Guide du parcours de soins maladie de Parkinson 2016.*
2. *HAS guide ALD Syndrome parkinsoniens dégénératifs ou secondaires irréversibles 2007.*
3. *ANAES La maladie de Parkinson : critères diagnostiques et thérapeutiques 2000.*

ITEMS CONCERNÉS

UE 4- N° 104. Maladie de Parkinson

- Diagnostiquer une maladie de Parkinson.
- Argumenter l'attitude thérapeutique et planifier le suivi du patient.
- Décrire les principes de la prise en charge au long cours.

Chapitre 6.6

Sclérose en plaque

1. Cibles pharmacologiques

- **SEP** : Processus lésionnel inflammatoire caractérisé par une dissémination dans l'espace (multiplicité des lésions du SNC) et dans le temps (évolution par épisodes successifs).
- Le traitement de fond consiste en une modulation de l'immunité.
- **2 formes** : récurrente-rémittente (RR) et primaire progressive (PP) .
- **2 acteurs cliniques** : poussées + progression.

2. Médicaments utilisés

2. 1. Poussée

Corticothérapie IV (méthylprednisolone 1g/j pendant 3 à 5 jours, effets ressentis en 8 à 10 j), réduit l'intensité et la durée des poussées, pas de relai per os, pas de traitement préventif des poussées.

2. 2. Traitements de fond

Première ligne : immunomodulation	
Interférons bêta **EI** : syndrome pseudogrippal, dépression, perturbations hémato, augmentation transaminases **Surveillance** : hémogramme, transaminases	**Indications** : SEP récurrente rémittente, premier épisode démyélinisant, forme secondairement progressive si poussées surajoutées **SC ou IM** **CI** : dépression, idées suicidaires, décompensation insuffisance hépatique
Acétate de glatiramère **EI** : réaction post injection, oppression thoracique, vasodilatation	**Indications** : SEP récurrente rémittente, premier épisode démyélinisant **SC**
Tériflunomide **EI** : digestifs, infectieux, augmentation transaminases **Surveillance :** hémogramme, transaminases NB : nécessite une procédure d'élimination accélérée en cas de désir de grossesse +++	**Indications** : SEP récurrente rémittente **Voie orale** **CI** : insuffisance hépatique

...

Diméthyl fumarate EI : bouffées congestives, digestifs, lymphopénie, rares cas de LEMP (associées aux lymphopénies sévères prolongées) **Surveillance :** hémogramme (surtout les lymphocytes +++), transaminases	**Indications** : SEP récurrente rémittente **Voie orale**
Deuxième ligne : immunosuppression (empêchent le passage des leucocytes au niveau central par différents mécanismes)	
Natalizumab EI : infections opportunistes (LEMP) → si sérologie JC+++ (stratification du risque en fonction du taux d'anticorps), réactions allergiques (suite injection), immunogénicité (Ac antinatalizumab) **Surveillance :** ++ biologie + IRM	**Indications** : formes très actives de SEP récurrente rémittente **Perfusion** CI : LEMP, infections opportunistes, déficit immunitaire
Fingolimod EI : troubles cardiaques à l'instauration, œdème maculaire, carcinomes basocellulaires, rares cas de LEMP (mais aucun biomarqueur du risque) **Surveillance** : dermato, LEMP, NFS	**Indications** : formes très actives de SEP récurrente rémittente **Perfusion** CI : infections opportunistes
Troisième ligne d'immunosuppresseurs (cytotoxique)	
Mitoxantrone (anthracycline : utilisation limitée dans le temps) EI : toxicité cardiaque et hématologique (leucémie myéloïde) **Surveillance :** électrocardiographique et hématologique	**Indications** : 2e intention formes agressives de SEP récurrente rémittente ou secondairement progressives CI : cardiopathie, anomalie NFS, ATCD hémopathie ou prise anthracycline

3. Stratégie thérapeutique

- **Premier épisode démyélinisant :** interférons, glatiramère.
- **SEP récurrente rémittente :** interféron glatiramère, teriflunomide, diméthyl fumarate.
- **Formes très actives de SEP RR :** natalizumab, fingolimod.

Synthèse :

Forme de la maladie	Traitement
	Abstention thérapeutique
SEP-RR	**Première ligne** • *Interféron* • *Glatiramère* • *Diméthyl fumarate* • *Tériflunomide*
SEP-RR sévère	**Deuxième ligne** • *Natalizumab* • *Fingolimod*
SEP-RR agressive	**Troisième ligne** • *Mitoxantrone*

SEP-PP : mise sur le marché prochaine de l'ocrélizumab

Traitements symptomatiques +++

Références

1. *HAS Scléroses en plaque 2006.*
2. *HAS ALD Sclérose en plaques 2014.*

ITEMS CONCERNÉS

UE 4- N° 102. Sclérose en plaques

- Diagnostiquer une sclérose en plaques.
- Argumenter l'attitude thérapeutique et planifier le suivi du patient.
- Décrire les principes de la prise en charge au long cours.

7e partie

ONCOLOGIE

Chapitre 7.1

Anticancéreux

1. Cibles pharmacologiques

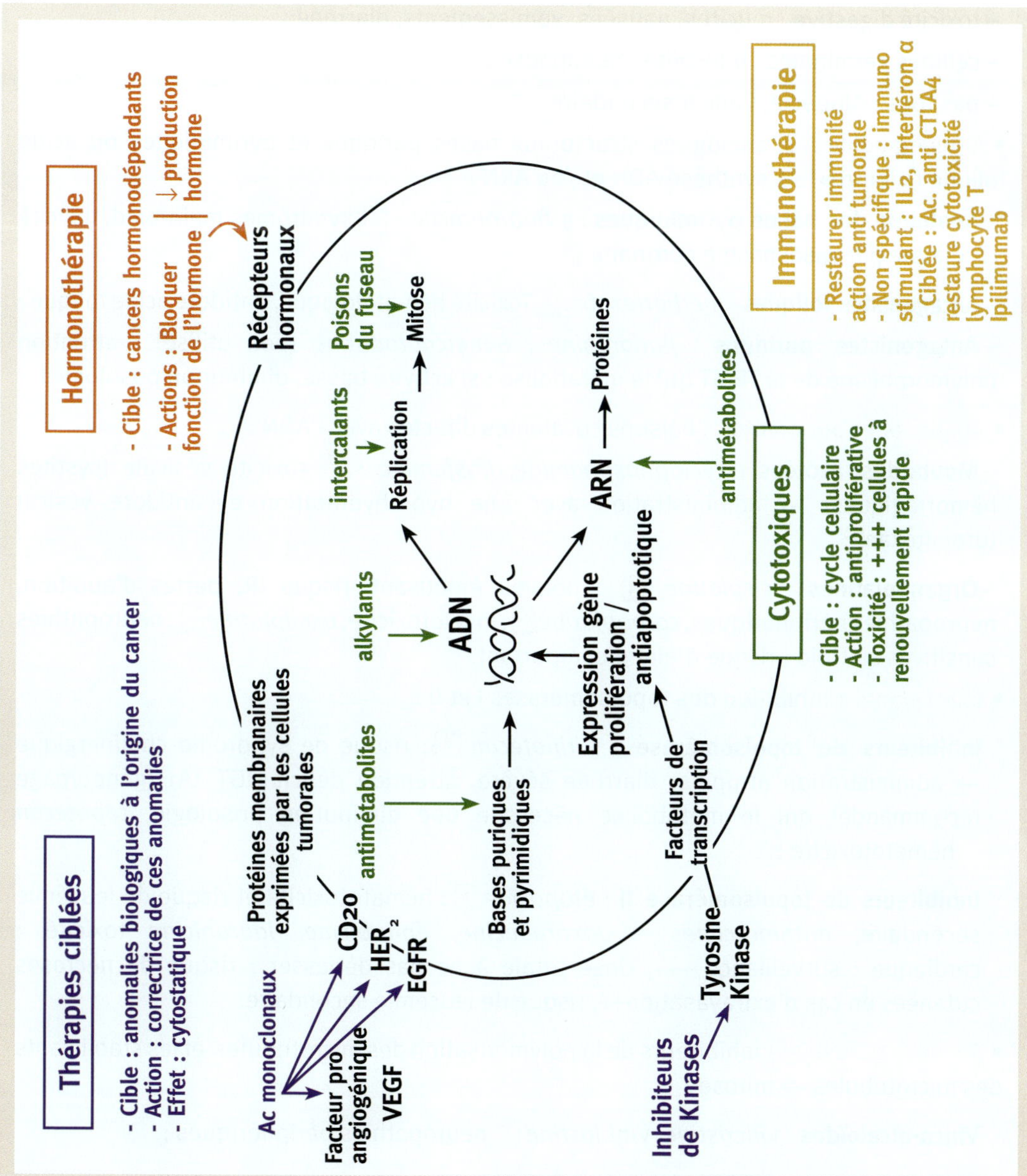

7 ONCOLOGIE

2. Médicaments utilisés

2. 1. Cytotoxiques

• **EI communs** :

– allergie, choc anaphylactique ;

– inhibition hématopoïèse : anémie, neutropénie, thrombopénie, lymphopénie (administration de GCSF ou érythropoïétine) ;

– toxicité digestive : mucites, nausées, vomissements, diarrhée ;

– cellules germinales : infertilité, ménopause ;

– pas tous : Alopécie, Cancer secondaire.

• **Antimétabolites :** analogues structuraux bases puriques et pyrimidiques ou acide folique (« leurre») : ↓ synthèse ADN et /ou ARN :

– **Analogue des bases pyrimidiques** : *5-fluorouracile* : **EI** syndromes main-pied, toxicité cardiaque par vasospasme coronaire ;

– **Antagonistes foliques** : *méthotrexate* : **EI** Toxicité hématologique, antidote acide folique ;

– **Antagonistes puriques** : *fludarabine ; 6-mercaptopurine* (peu utilisé) : attention polymorphisme de la TPMT qui le métabolise ; si activité basse, diminution posologie.

• **Alkylants et apparentés :** liaisons covalentes directes avec l'ADN :

– **Moutardes azotées** : *cyclophosphamide, ifosfamide* : **EI** toxicité vésicale (cystites hémorragiques) → administration avec une hyperhydratation et antidote vésical (uromitexan) ;

– **Organoplatines** : *cisplatine* **EI** : pouvoir émétisant, risque IR, pertes d'audition, neuropathies périphériques, *carboplatine* **EI** : myélotoxicité, *oxaliplatine* **EI** : neuropathies sensitives au froid ; risque d'allergie important.

• **Intercalants :** inhibition des topoisomérases I et II :

Inhibiteurs de topoisomérase I : *irinotecan* **EI** : risque de syndrome cholinergique → administration atropine, diarrhée sévère, attention déficit UGT 1A1 (génotypage recommandé) qui le métabolise nécessite une diminution posologie, *topotecan* hématotoxicité ;

Inhibiteurs de topoisomérase II : *étoposide* **EI** : hématotoxicité et risque de leucémie secondaire, *anthracyclines – doxorubucine, épirubicine, idarubicine* toxicité : cardiaque : surveillance +++, dose totale à ne pas dépasser ; risque de nécroses cutanées en cas d'extravasation++, risque de leucémie secondaire.

• **Poisons du fuseau :** inhibiteurs de la polymérisation des microtubules et les stabilisants des microtubules → mitose :

Vinca-alcaloïdes : *vincristine, vinblastine* **EI** neuropathies périphériques ;

Taxanes : *docetaxel, paclitaxel* EI : neuropathies périphériques et toxicité unguéale par onycholyse, risque d'allergie important.

2. 2. Thérapies ciblées

- **Anticorps monoclonaux (« mab ») :**

– **Ciblant un facteur soluble :** *bevacizumab* : anti VEGF EI toxicité : sur les vaisseaux ; HTA, toxicité glomérulaire, protéinurie, risque thromboembolique artério-veineux, risque de saignement ;

– **Ciblant une protéine membranaire** : *rituximab* : CD20 ; *trastuzumab* : HER2 ; *cetuximab* : EGFR EI cutanés ++.

- **Inhibiteurs des tyrosines kinases (profil de toxicité dépendant de la cible) :**

– **Inhibiteur tyrosine kinase HER- 2** *lapatinib* EI diarrhée, toxicité cardiaque ;

– **Inhibiteur tyrosine kinase des récepteurs VEGF** *sunitinib* EI syndrome main pied, toxicité cardiaque, toxicité des antiangiogéniques ;

– **Inhibiteurs de tyrosine kinase des récepteurs EGFR :** *erlotinib* EI toxicités cutanées.

2. 3. Hormonothérapie

EI communs : bouffées vasomotrices, dyslipidémies, risque thrombo-embolique, prise de poids.

2. 3. 1. Hormonothérapie du cancer du sein

- Suppression de la production d'estrogènes d'origine ovarienne : **agonistes de la LH-RH :** *goséréline* EI : ostéoporose, risque de flare up.

- Suppression de la production d'estrogènes d'origine périphérique : les inhibiteurs d'aromatase ou **anti-aromatases** : *anastrozole, exemestane, letrozole* EI : ostéoporose, arthralgies.

- Hormonothérapie compétitive : les **anti-oestrogènes** : *tamoxifène* (prodrogue, transformée en endoxifène par le CYP2D6) EI : cancer de l'endomètre, risque d'inactivité par d'interaction avec les antidépresseurs de type IRS inhibiteur du 2D6.

2. 3. 2. Hormonothérapie du cancer de la prostate

- **Antiandrogènes :** *Bicalutamide, enzalutamide* EI : ostéoporose.
- **Antagoniste LH-RH :** *degarelix* EI : ostéoporose.
- **Agoniste de la LH-RH : cf. cancer du sein.**

2. 4. Immunothérapie

- **Ac monoclonal anti-CTLA4 :** *ipilimumab* mélanome métastatique ; EI toxicité : maladies auto-immunes.
- **Ac monoclonal anti PD-1 :** *Nivolumab* ou *pembrolizumab* mélanome et cancer bronchique non à petites cellules métastatiques ; EI : maladies auto-immunes.

7

ONCOLOGIE

3. Stratégie thérapeutique

3. 1. Polychimiothérapie

1) améliorer l'efficacité : effet additif voire synergique ;

2) améliorer la tolérance ;

3) éviter l'émergence de cellules tumorales résistances.

• **Principes pour la définition des associations :**

– médicaments à mécanismes d'action différents ;

– absence de compétitivité métabolique (pro médicament) ;

– non additivité des effets indésirables.

• **Objectif thérapeutique** pour chaque patient : curatif ou palliatif.

3. 2. Différents traitements

• **en hématologie** : induction (mettre en rémission) et consolidation (maintenir la rémission).

• **en oncologie** :

– **néoadjuvant** (tumeur en place) : objectif de réduction tumorale, favoriser un geste chirurgical conservateur (cancer du sein, ORL) ;

– **adjuvant** : traitement complémentaire post traitement local pour diminuer le risque de récidive métastatique ; périopératoire : chimiothérapie avant et après une chirurgie (cancer de l'estomac, cancer colique avec métastases hépatiques).

ITEMS CONCERNÉS

UE 9- N° 291. Traitement des cancers : chirurgie, radiothérapie, traitements médicaux des cancers (chimiothérapie, thérapies ciblées, immunothérapie). La décision thérapeutique pluridisciplinaire et l'information du malade

– Décrire les principes et risques des traitements en cancérologie (voir item 326).

– Justifier l'utilité d'une concertation pluridisciplinaire.

– Connaître les objectifs du dispositif d'annonce et de la mise en place d'un programme personnalisé des soins.

UE 10- N° 326. Prescription et surveillance des classes de médicaments les plus courantes chez l'adulte et chez l'enfant. Connaître pour chacune les mécanismes d'action de classe et des produits individuels, les principes du bon usage, les critères de choix d'un médicament en première intention, les causes d'échec, les principaux effets indésirables et interactions

– Principales classes d'antibiotiques, d'antiviraux, d'antifongiques et d'antiparasitaires (voir item 173).

– Anti-inflammatoires stéroïdiens et non stéroïdiens

– Antihypertenseurs (voir item 221).

- Antithrombotiques (voir item 224).
- Diurétiques (voir item 264).
- Psychotropes (voir item 72).
- Hypolipémiants et médicaments du diabète (voir items 220, 245).
- Antalgiques (voir item 132).
- Contraceptifs, traitement de la ménopause et des dysfonctions sexuelles (voir items 35, 120, 122).
- Anticancéreux (voir item 291).

8e partie

PNEUMOLOGIE

Chapitre 8.1

Asthme

1. Cibles pharmacologiques

Asthme : maladie chronique comportant une inflammation des voies aériennes et des épisodes de constriction bronchique.

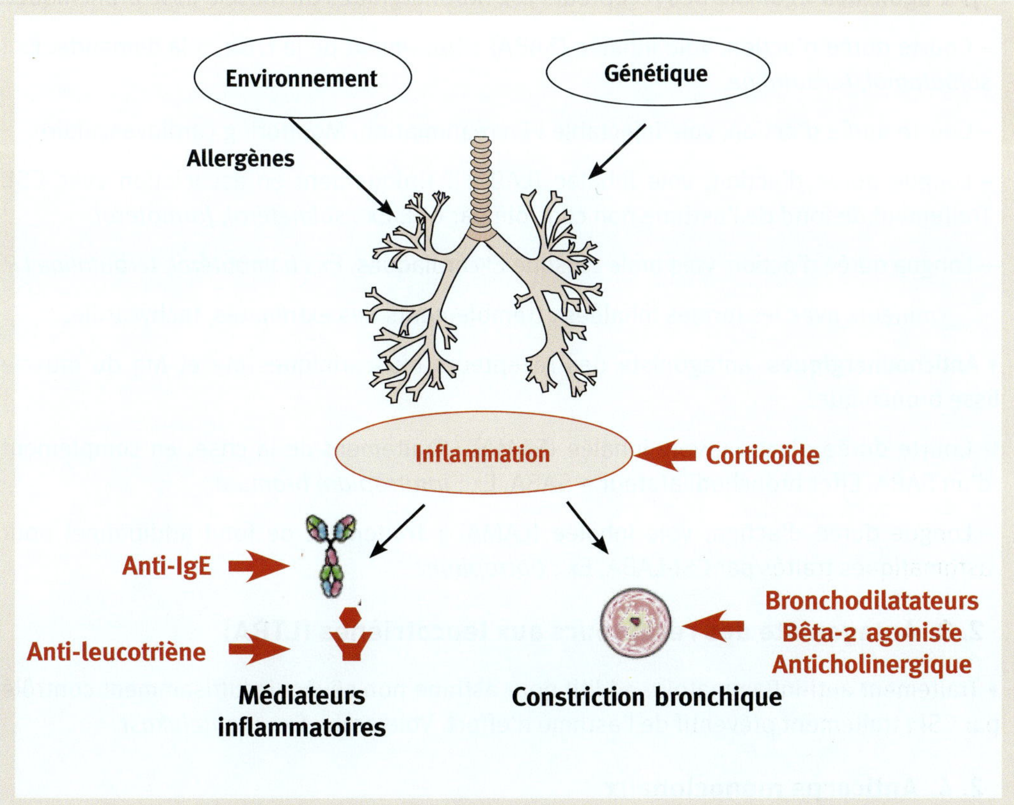

2. Médicaments utilisés

2. 1. Corticostéroïdes (cf. fiche corticoïde)

• **Inhalé (CSI)** : Traitement de fond, de référence, activité anti-inflammatoire. Ex : *béclométasone, budésonide, ciclésonide, fluticasone, mométasone.* Rapport bénéfice-risque élevé mais recherche dose minimale efficace.

EI

– locaux (candidose oropharyngée, gêne pharyngée, dysphonie) : prévention par rinçage buccal après inhalation.

– généraux possibles à fortes doses.

• **Oral (CSO)** : Traitement des exacerbations d'asthme en cures courtes. Traitement au long cours dans certaines formes sévères d'asthme.

EI : nombreux systémiques si utilisation répétée ou prolongée.

2. 2. Bronchodilatateurs

• **β-2 agonistes** agoniste des récepteurs β-2 adrénergiques du muscle lisse bronchique.

– Courte durée d'action, voie inhalée (SABA) : Traitement de la crise, à la demande. Ex : *salbutamol, terbutaline.*

– Courte durée d'action, voie injectable : En réanimation. Monitoring cardiovasculaire.

– Longue durée d'action, voie inhalée (LABA) : Uniquement en association avec CSI. Traitement de fond de l'asthme non contrôlé par CSI. Ex : *salmétérol, formotérol.*

– Longue durée d'action, voie orale : Risque EI cardiaques. Ex : *bambutérol, terbutaline LP*

– **EI** mineurs avec les formes inhalées : tremblements des extrémités, tachycardie.

• **Anticholinergiques** antagoniste des récepteurs muscariniques M2 et M3 du muscle lisse bronchique.

– Courte durée d'action, voie inhalée (SAMA) : Traitement de la crise, en complément d'un SABA. Effet bronchodilatateur < SABA. Ex : *ipratropium bromure.*

– Longue durée d'action, voie inhalée (LAMA) : Traitement de fond additionnel pour asthmatiques traités par CSI-LABA. Ex : *tiotropium.*

2. 3. Antagoniste des récepteurs aux leucotriènes (LTRA)

• Traitement anti-inflammatoire additif pour asthme non sévère insuffisamment contrôlé par CSI ; traitement préventif de l'asthme d'effort. Voie orale. Ex : *montelukast.*

2. 4. Anticorps monoclonaux

• **Anti-IgE** : Asthme allergique sévère avec symptômes fréquents, exacerbations multiples et altération de la fonction respiratoire, malgré traitement inhalé maximal. Voie sous-cutanée. Ex : *omalizumab.*

• **Anti-IL-5** : Asthme sévère malgré traitement inhalé maximal, avec taux sanguin d'éosinophiles élevé. Voie sous-cutanée. Ex: *mépolizumab.*

2. 5. Autres médicaments

- **Associations CSI-LABA :** Pour patients non contrôlés malgré CSI et SABA. Ex : *(béclométasone ou budésonide ou fluticasone) + formotérol ; fluticasone + salmétérol.*

- **Cromones :** Inhibition dégranulation mastocytes au niveau muqueuse bronchique. Effet modeste et utilisation quasi-nulle. Ex : *cromoglicate de sodium.*

- **Xanthines :** Inhibiteur non spécifique de phosphodiestérases. Faible effet bronchodilatateur. Voie orale (inactif par voie inhalée). Ex : *théophylline*. Médicaments anciens peu utilisés : Efficacité modeste par rapport CSI,

EI nombreux (digestifs, neurologiques), interactions médicamenteuses +++.

3. Stratégies thérapeutiques

- Privilégier la voie inhalée ++ :
  - Optimiser l'action au niveau des voies respiratoires ;
  - Limiter les effets systémiques.
- S'assurer que le patient utilise correctement son inhalateur ⇒ éducation thérapeutique ++
- L'augmentation de la charge thérapeutique est basée sur le contrôle de l'asthme.

	Palier 1	Palier 2	Palier 3	Palier 4	Palier 5
Traitement de fond (1er choix)	Aucun	CSI faible dose	CSI faible dose + LABA	CSI moyenne ou forte dose + LABA	Ajout : anti-IgE, anti-IL-5, ou tiotropium
Traitement de fond (autres options)	Aucun	LTRA	CSI (moyenne ou forte dose), CSI faible dose + LTRA	CSI forte dose + LTRA, ajout tiotropium	CSO faible dose
Traitement de secours	SABA				

Adapté d'après Global Initiative for Asthma. Global Strategy for Asthma Management and Prevention, 2017. Available from: www.ginasthma.org

8 PNEUMOLOGIE

Références

1. *HAS actes et prestations affection de longue durée Asthme persistant sévère, Insuffisance respiratoire chronique grave 2017.*
2. *HAS BUM, Quelle place pour Cinqaero et Nucala dans le traitement de l'asthme sévère ? Décembre 2017*
3. *HAS BUM, Quelle place pour Xolair dans le traitement de l'asthme sévère ? décembre 2017*

ITEMS CONCERNÉS

UE 7- N° 184. Hypersensibilité et Allergies respiratoires chez l'enfant et chez l'adulte. Asthme, rhinite

– Expliquer la physiopathologie de l'asthme et de la rhinite.

– Diagnostiquer une hypersensibilité respiratoire chez l'enfant et chez l'adulte.

– Diagnostiquer un asthme de l'enfant et de l'adulte.

– Identifier les situations d'urgence et planifier leur prise en charge.

– Argumenter l'attitude thérapeutique et planifier le suivi du patient.

– Décrire les principes de la prise en charge au long cours.

– Identifier le caractère professionnel d'une allergie respiratoire : démarche diagnostique étiologique, éviction du risque.

Chapitre 8.2

BPCO

1. Cibles pharmacologiques

Maladie respiratoire chronique définie par une obstruction permanente et progressive des voies aériennes. La spirométrie diagnostique l'obstruction persistante des voies aériennes (VEMS/CVF post-bronchodilatateur < 0,7).

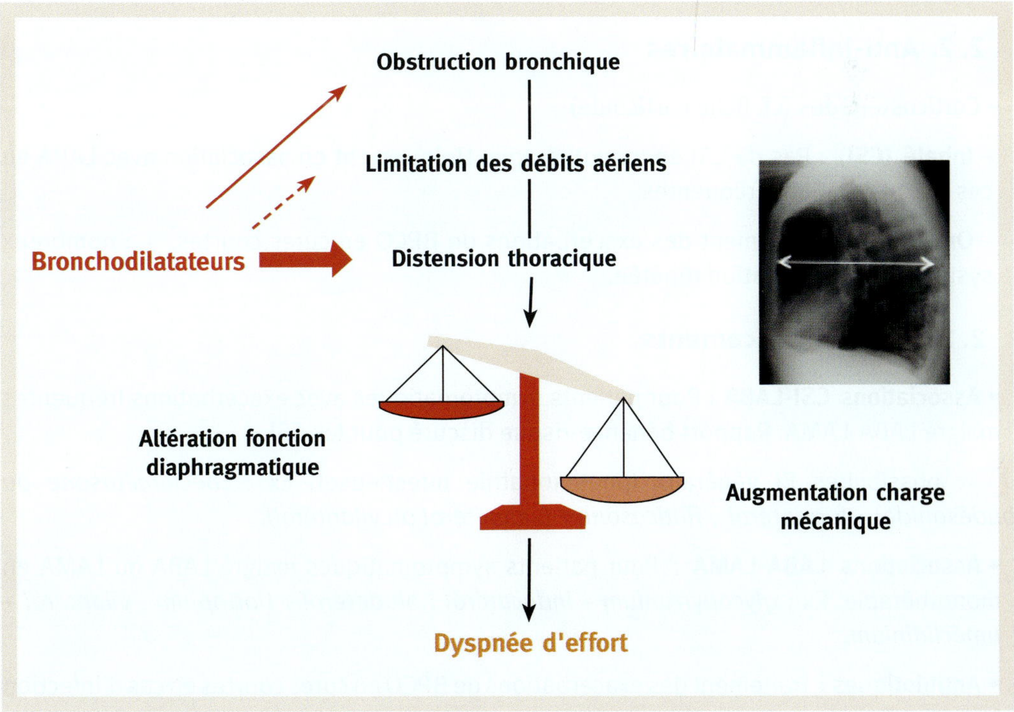

2. Médicaments utilisés

2. 1. Bronchodilatateurs

- **β-2 agonistes** agoniste des récepteurs β-2 adrénergiques du muscle lisse bronchique.

– **Courte durée d'action, voie inhalée (SABA) :** Traitement à la demande. Ex : *salbutamol, terbutaline.*

– **Longue durée d'action, voie inhalée (LABA) :** Traitement de fond de référence. Ex : *formotérol, salmétérol ; indacatérol, olodatérol.*

– **EI** mineurs : tremblements des extrémités, tachycardie.

• **Anticholinergiques** antagoniste des récepteurs muscariniques M2 et M3 du muscle lisse bronchique.

– **Courte durée d'action, voie inhalée (SAMA) :** Traitement à la demande. Ex : *ipratropium bromure.*

– **Longue durée d'action, voie inhalée (LAMA) :** Traitement de fond. Ex : *glycopyrronium, tiotropium, uméclidinium.*

– **EI** anticholinergique (sécheresse buccale). Prudence si glaucome à angle fermé, hypertrophie de la prostate.

2. 2. Anti-inflammatoires

• **Corticostéroïdes** (cf. fiche corticoïde)

– **Inhalé (CSI) :** Pas de CSI en monothérapie. Uniquement en association avec LABA en cas d'exacerbations fréquentes.

– **Oral (CSO) :** Traitement des exacerbations de BPCO en cures courtes. **EI** : nombreux systémiques si utilisation répétée.

2. 3. Autres médicaments

• **Associations CSI-LABA :** Pour patients symptomatiques avec exacerbations fréquentes malgré LABA-LAMA. Rapport bénéfice-risque discuté pour les CSI.

EI : possibilités EI généraux (pneumopathie infectieuse). Ex : *(béclométasone ou budésonide) + formotérol ; fluticasone + (salmétérol ou vilantérol).*

• **Associations LABA-LAMA :** Pour patients symptomatiques malgré LABA ou LAMA en monothérapie. Ex : *glycopyrronium + indacatérol ; olodatérol + tiotropium ; vilantérol + uméclidinium.*

• **Antibiotiques :** Traitement des exacerbations de BPCO en cures courtes en cas d'infection bactérienne présumée ou documentée.

• **Xanthines :** Inhibiteur non spécifique de phosphodiestérases. Ex : *théophylline.* Rapport bénéfice-risque faible (cf. fiche Asthme).

3. Stratégie thérapeutique

- Traitement médicamenteux symptomatique selon stade de sévérité (symptômes et fonction respiratoire).
- Prévention des infections respiratoires : vaccination (antigrippale et anti pneumococcique).
- Limiter les FDR : sevrage tabagique, enquête professionnelle.
- Réhabilitation respiratoire pour augmenter tolérance à l'exercice.
- Oxygénothérapie de longue durée pour les sujets hypoxémiques sévères.

<table>
<tr><th>STADE I
LÉGER</th><th>STADE II
MODÉRÉ</th><th>STADE III
SÉVÈRE</th><th>STADE IV
TRÈS SÉVÈRE</th></tr>
<tr><td>VEMS/CV < 70 %
VEMS ≥ 80 %</td><td>VEMS/CV < 70 %
50 ≤ VEMS < 80 %</td><td>VEMS/CV < 70 %
30 ≤ VEMS < 50 %</td><td>VEMS/CV < 70 %
VEMS < 30 ou < 50 % associé à une IRC</td></tr>
<tr><td colspan="4">Arrêt tabac
Prévention exposition aux polluants
Vaccination anti-grippale (tous les ans) et antipneumococcique (tous les 5 ans)
Éducation thérapeutique</td></tr>
<tr><td colspan="4">Bronchodilatateurs de courte durée d'action : SABA ou SAMA</td></tr>
<tr><td></td><td colspan="3">Bronchodilatateurs de longue durée d'action : LABA ou LAMA
Réhabilitation respiratoire</td></tr>
<tr><td></td><td></td><td colspan="2">CSI sous forme d'associations fixes si exacerbations répétées</td></tr>
<tr><td></td><td></td><td></td><td>Oxygénothérapie de longue durée si IRC</td></tr>
<tr><td colspan="4">CVF : Capacité vitale forcée ; VEMS : Volume expiratoire maximal par seconde.</td></tr>
</table>

Références

1. *HAS : BPCO : Prise en charge thérapeutique selon la sévérité de la BPCO 2012.*
2. *HAS : Actes et prestations affection de longue durée Insuffisance respiratoire chronique grave de l'adulte secondaire à une bronchopneumopathie chronique obstructive 2017.*

ITEMS CONCERNÉS

UE 7- N° 205. Bronchopneumopathie chronique obstructive chez l'adulte et l'enfant

- Diagnostiquer une bronchopneumopathie chronique obstructive.
- Identifier les situations d'urgence et planifier leur prise en charge.
- Argumenter l'attitude thérapeutique et planifier le suivi du patient.
- Décrire les principes de la prise en charge au long cours.

9e partie

PSYCHIATRIE

Chapitre 9.1

Antidépresseurs

1. Cibles pharmacologiques

• **Pathologie résultant d'un dysfonctionnement de certains neurotransmetteurs : hypothèse monoaminergique – sérotonine et noradrénaline.**

• **Action thérapeutique médiée par** augmentation turn over sérotoninergique et/ou noradrénergique.

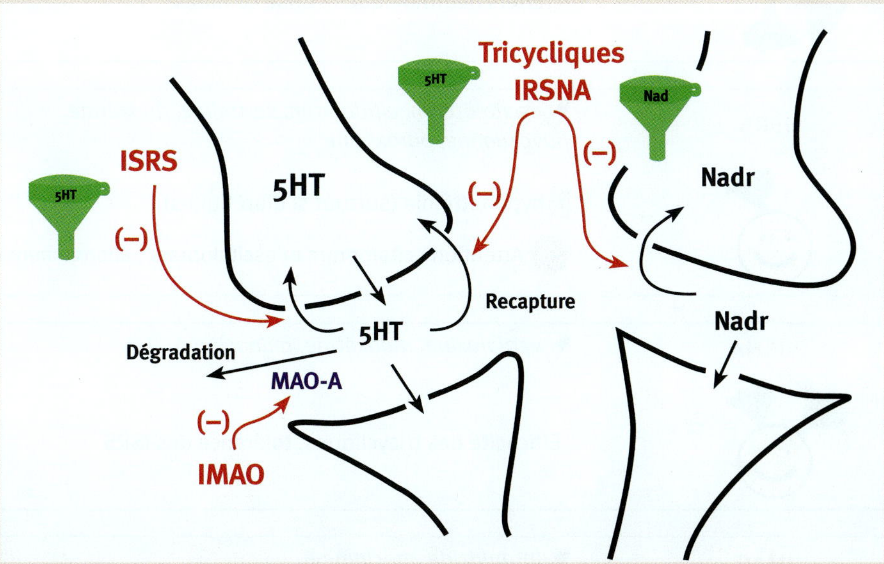

Sur le schéma sont représentées une synapse sérotoninergique et une synapse noradrénergique ; en rouge les différentes familles d'ATD et leurs mécanismes d'action sur la modulation de la transmission sérotoninergique et noradrénergique (inhibition de la recapture représenté par le sigle suivant : , inhibition du catabolisme).

• **Plusieurs effets :** Les délais de réponse sont différents en fonction du syndrome :

– l'inhibition psychomotrice : répond le plus vite ;
– les « idées noires » : répond le moins vite.

• **Délais de réponse :** dépression, minimum 3 semaines, anxiété : 15 j – 3 semaines ; Par ailleurs, certains antidépresseurs sont utilisés dans la prise en charge des douleurs neuropathiques : dès 10 jours.

2. Médicaments utilisés

Efficacité à évaluer au bout de 4 à 8 semaines, **Tolérance** tout le long du traitement.

EI communs à tous les ATD : risque syndrome sérotoninergique (attention associations → triptan / tramadol), virage maniaque, baisse de la libido troubles sexuels.

Risque suicidaire : désinhibition : surveillance étroite en début de traitement (au bout de la 1re semaine, puis de la 2e).

Tricycliques = Imipraminiques

amitryptiline, clomipramine

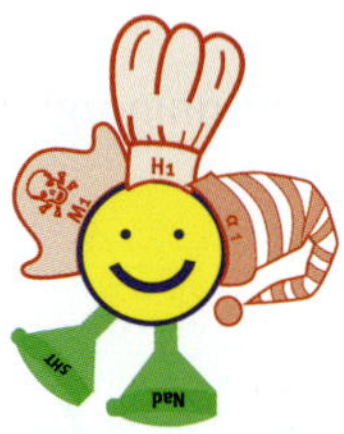

EI Liés au profil de fixation : antagoniste H1, antagoniste alpha1 et anticholinergique

EI Troubles cardiaques (conduction auriculo-ventriculaire)

EI Effets neurologiques : Crise comitiale

ISRS

escitalopram, citalopram, sertraline, fluoxétine, fluvoxamine, paroxétine

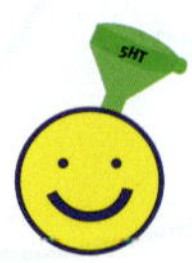

EI hyponatrémie (surtout si diurétiques)

Attention : citalopram et escitalopram : allongement du QT

IRSNA

venlafaxine, duloxétine, milnacipran

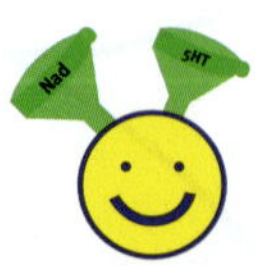

Efficacité des tricycliques, tolérance des ISRS

IMAO

iproniazide, moclamine

Inhibiteur de la MAO-A (sélectif = Moclamine) ou inhibiteur de la MAO-A et B (non sélectifs : attention Tyramine, effet fromage)

EI : ++++

AUTRE ATD

Miansérine augmentation turn over adrénergique + anti H1, antagoniste alpha 1 = sédative

Mirtazapine augmentation de la transmission noradrénergique et sérotoninergique +anti H1 = sédative

Agomélatine mélatoninergique, surveillance hépatique

Vortioxétine Propriétés IRS + propriétés accessoires sur différents récepteurs

3. Stratégie thérapeutique

3. 1. EDC d'intensité légère

Psychothérapie

3. 2. EDC d'intensité modérée

Psychothérapie, possibilité d'associer un ATD

3. 3. EDC d'intensité sévère

Psychothérapie + ATD

TRAITEMENTS 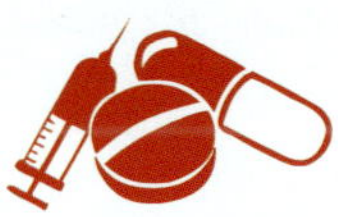	**• EN 1ère INTENTION :** – *ISRS, IRSNA ou autre ATD* À l'exception de la tianeptine (abus) et de l'agomelatine (risque hépatique) : ATD de troisième intention – *Tricycliques* : deuxième intention (toxicité cardio-vasculaire) – *IMAO* : dernier recours
	• TROIS PHASES DE TRAITEMENT : – aiguë ou attaque obligatoire (rémission des symptômes) – consolidation obligatoire (éviter rechute de l'épisode, 6 mois à 1 an après rémission) – maintenance si besoin (éviter récidive)
	SI RÉPONSE INSUFFISANTE OU INEFFICACITÉ augmenter les doses ou changer d'ATD

- **Enfants adolescents et dépression :** fluoxétine (seule AMM) → en dernier recours après psychothérapie.
- **Sujets âgés et dépression :** mêmes médicaments en première intention

Il est recommandé, chez toute personne âgée traitée par antidépresseur, d'évaluer d'éventuels troubles de l'équilibre avant et après le traitement et de surveiller l'ionogramme sanguin (natrémie une semaine après le début de traitement et à chaque changement de doses) et la pression artérielle.

Références

1. *ANSM Bon usage des médicaments antidépresseurs dans le traitement des troubles dépressifs et des troubles anxieux de l'adulte 2006.*
2. *HAS troubles dépressifs récurrents ou persistants de l'adulte 2009.*
3. *HAS Manifestations dépressives à l'adolescence : repérage, diagnostic et prise en charge en soins de premier recours 2014.*
4. *HAS Episode dépressif caractérisé de l'adulte : prise en charge en soins de premier recours 2017.*

ITEMS CONCERNÉS

UE 3- N° 64. Diagnostiquer : un trouble dépressif, un trouble anxieux généralisé, un trouble panique, un trouble phobique, un trouble obsessionnel compulsif, un état de stress post-traumatique, un trouble de l'adaptation (de l'enfant à la personne âgée), un trouble de la personnalité.

– Argumenter l'attitude thérapeutique et planifier le suivi aux différents âges et à tous les stades de ces différents troubles.

Chapitre 9.2

Antipsychotiques

1. Cibles pharmacologiques

Voies dopaminergiques : voir fiche prérequis.

Schizophrénie : hyperdopaminergie limbique, hypodopaminergie corticale.

Antipsychotiques (AP) dans la schizophrénie : antagonistes dopaminergiques : réduction dimension productive hallucinations et délires (psychoses) ; effets indésirables et aggravation signes négatifs liés au blocage des autres voies, moins marqués avec les antipsychotiques de deuxième génération.

2. Médicaments utilisés

	Première génération	Deuxième génération
Molécules :	*cyamémazine* 	*clozapine, olanzapine* mêmes propriétés/cyamémazine + plus complexe + antagoniste sérotonine *quétiapine* mêmes propriétés/clozapine + plus complexe ; indications larges *rispéridone* pas anticholinergique, pas antihistaminique (moins EI métaboliques)
Bon usage : débuter par un antipsychotique de deuxième génération	*halopéridol* pas anticholinergique *sulpiride, flupenthixol*	*aripiprazole* agoniste partiel dopaminergique *amisulpride*
EI **Liés au profil de fixation**	Anticholinergiques, anti histaminique H1, antagoniste alpha 1…	
EI **Syndrome malin des NL**	Rare, grave+++ (hyperthermie, rigidité, dysrégulation cardiovasculaire), urgence vitale	
EI **Troubles de la repolarisation (augmentation de l'espace QT, torsades de pointes)**	+++ Assez fréquent **Initiation précédée de la réalisation ECG**	
EI **Effets extrapyramidaux** • Dyskinésie (aiguës et tardives) • Syndrome extrapyramidal	+++ Très fréquent	+
EI **Gynécomastie/galactorrhée**	+++	++

…

EI Désordres métaboliques • Prise de poids • Diabète • Désordres lipidiques	+	+++
	Suivi au plan métabolique (prise de poids, BMI, glycémie, bilan lipidique)	
EI Agranulocytose		*clozapine* = grave, rare **surveillance+++**

3. Stratégie thérapeutique

Antipsychotiques de deuxième génération en première intention, à l'exception de la clozapine pas en première intention même si efficacité > car risque agranulocytose (suivi +++).

Références

1. *HAS ALD Schizophrénies 2007.*
2. *HAS Actes et prestations affections de longues durées schizophrénie 2016.*

ITEMS CONCERNÉS

UE 3- N° 61. Trouble schizophrénique de l'adolescent et de l'adulte

– Diagnostiquer un trouble schizophrénique.
– Argumenter l'attitude thérapeutique et planifier le suivi à tous les stades de la maladie.

Chapitre 9.3

Anxiolytiques - hypnotiques

1. Cibles pharmacologiques

On appelle **hypnotique** toute substance capable d'induire et / ou de maintenir le sommeil. Les **effets sédatifs** sont médiés par : modulation GABA ; blocage des récepteurs H1.

Les **effets anxiolytiques** sont médiés par : modulation GABA ; effet sérotoninergique.

2. Médicaments utilisés

Troubles anxieux aigus

Anxiolytiques	Hypnotiques
Benzodiazépines	
Modulateur allostérique positif de la transmission inhibitrice du GABA sur son récepteur GABA A	
5 propriétés communes : anxiolytique, hypnotique, anticonvulsivant, myorelaxante, amnésiante qui expliquent les différentes indications des BZD (anxiété, insomnie, antiépileptique, sevrage alcoolique)	
• Demi-vie moyenne ou longue • Prescription 12 semaines max (risque de dépendance) • Manifestations anxieuses sévères et/ou invalidantes	• Demi-vie courte • Induction rapide : apparentés+++ • Prescription 4 semaines max (tolérance rapide) • Insomnie occasionnelle : prescription la plus courte possible
alprazolam, bromazépam, clorazepate dipotassique, diazepam, lorazepam, oxazepam, prazepam	*estazolam, loprazolam, lormétazépam, nitrazépam, témazépam* Apparentés (inducteurs de sommeil) : *zolpidem* (ordonnance sécurisée), *zopiclone*
Peu toxiques seules (antidote flumazénil) EI : sédatifs, amnésiant, dépression respiratoire, faiblesse musculaire, réactions paradoxales, dépendance Sevrage à l'arrêt Lien avec la démence (ANSM 2012) CI : myasthénie, insuffisance respiratoire	
Antihistaminiques H1	
hydroxyzine Manifestations mineures de l'anxiété EI liés au profil de fixation + Allongement du QT	*doxylamine* *alimémazine* (en plus alpha 1 bloquant)

	Mélatonine	
		monothérapie pour le traitement à court terme de l'insomnie primaire caractérisée par un sommeil de mauvaise qualité chez les patients de 55 ans ou plus
Trouble anxieux chronique	**Antidépresseurs** (cf fiche antidépresseurs)	
	ISRS, IRSNA, clomipramine Trouble anxieux (DSM)	
	Antiépileptiques (cf fiche antiépileptiques)	
	Prégabaline Trouble anxiété généralisée (DSM)	
	Colonne de droite, médicaments ayant une AMM comme hypnotiques, colonne de gauche médicaments ayant une AMM dans l'anxiété/troubles anxieux.	

3. Stratégie thérapeutique

3. 1. Peurs

Pas de traitement.

3. 2. Anxiété mineure

Pas de traitement ou hydroxyzine.

3. 3. Trouble anxieux aigu

Manifestations anxieuses sévères et/ou invalidantes, nécessité d'action rapide : BZD.

3. 4. Troubles anxieux caractérisés

Troubles anxieux caractérisés (trouble anxieux généralisé, trouble panique avec ou sans agoraphobie, trouble anxiété sociale, trouble obsessionnel compulsif, état de stress post traumatique) chroniques à l'exception de la phobie spécifique : certains antidépresseurs et certains antiépileptiques.

Références

1. *HAS ALD Troubles anxieux graves 2007.*
2. *HAS Recommandations Prise en charge du patient adulte se plaignant d'insomnie en médecine générale 2006.*
3. *HAS Quelles place pour les benzodiazépines dans l'insomnie 2015.*
4. *HAS Arrêt des benzodiazépines et médicaments apparentés : démarche du médecin traitant en ambulatoire 2015.*
5. *HAS Actes et prestations affection de longue durée Troubles anxieux graves novembre 2016.*

ITEMS CONCERNÉS

UE 4- N° 108. Troubles du sommeil de l'enfant et de l'adulte

- Diagnostiquer les troubles du sommeil du nourrisson, de l'enfant et de l'adulte.
- Argumenter l'attitude thérapeutique et planifier le suivi du patient.

UE 3- N° 75. Addiction aux médicaments psychotropes (benzodiazépines et apparentés) (voir item 319)

- Repérer, diagnostiquer, évaluer le retentissement d'une addiction aux médicaments psychotropes (benzodiazépines et apparentés).
- Indications et principes du sevrage thérapeutique. Argumenter l'attitude thérapeutique et planifier le suivi du patient.

Chapitre 9.4

Thymorégulateurs

1. Cibles pharmacologiques

Trouble bipolaire (TB) : associe une résurgence d'accès aigus maniaques ou dépressifs.

- **Approche symptomatique :** traiter les accès aigus (traitement accès maniaque ou épisode dépressif).
- **Régulateurs de l'humeur :** modifient le fonctionnement neuronal (*acide valroïque, carbamazépine, lamotrigine* = antiépileptiques ; *lithium*) ou régulent la dopamine (*olanzapine* = antipsychotique).

2. Médicaments utilisés

2. 1. Lithium : traitement de référence du TB

Marge thérapeutique étroite :

- Suivi thérapeutique pharmacologique ;
- Attention aux facteurs qui **diminuent l'élimination qui est exclusivement rénale :**
  - Diminution pression filtration : **insuffisance rénale (CI)**, ***AINS*** (diminution prostaglandines vasodilatatrices au niveau artériole afférent), ***IEC, ARAII*** (diminution angiotensine vasoconstrictrice au niveau artériole efférent) ;
  - Augmentation réabsorption tubulaire Li (compétition avec Na) : **déplétion hydrosodée, diurétiques, régimes désodés.**
- Risque d'intoxication : état confusionnel, hallucinations, troubles de la vigilance pouvant aboutir au coma. Signes neurologiques, dérèglement neurovégétatif (hyperthermie, hypotension, anomalies rythme cardiaque).

Bilan initial	Effets indésirables
• Fonction rénale (Cl créat, protéinurie)	• Trouble rénal : syndrome polyuro-polydipsique (insensibilité à l'ADH)
• Ionogramme + calcémie + glycémie à jeun	
• Examen cardiaque (ECG)	• Atteinte cardiaque
• Bilan thyroïdien (troubles thyroïdien sous Li)	• Atteinte endocrinienne : hypothyroïdie, prise de poids
• NFS (hyperleucocytose sous Li)	• Atteinte hématologique
• Examen neurologique	• Neuropsychiques, tremblements fins des extrémités, somnolence, ralentissement psychomoteur
• Test de grossesse	• Effets tératogènes (cardiaque)
	• Troubles digestifs

2. 2. Anticonvulsivants (cf. fiche épilepsie)

• *carbamazépine.*

• *valpromide, acide valproïque.*

• *lamotrigine.*

2. 3. Antipsychotiques (cf. fiche antipsychotiques)

• *olanzapine, aripiprazole, risperidone, quetiapine.*

3. Stratégie thérapeutique

3. 1. Traitement curatif des états d'excitation maniaques ou hypomaniaques

• *Lithium.*

• *Olanzapine, aripiprazole, quétiapine, risperidone.*

• *Carbamazépine, valpromide, valproate* (si CI au lithium).

3. 2. Prévention des rechutes des troubles bipolaires

• *Lithium.*

• *Olanzapine, aripiprazole, quétiapine si réponse lors de l'état maniaque.*

• *Carbamazépine* (deuxième intention après lithium), *valpromide* et *valproate* (si efficace lors du traitement d'un accès maniaque).

3. 3. Prévention des épisodes dépressifs du TB :

• *Lamotrigine, quétiapine*

Références

1. *HAS ALD Troubles bipolaires 2009.*
2. *HAS Actes et prestations affection de longue durée Troubles bipolaires 2016.*

ITEMS CONCERNÉS

UE 3- N° 62. Trouble bipolaire de l'adolescent et de l'adulte

- Diagnostiquer un trouble bipolaire
- Argumenter l'attitude thérapeutique et planifier le suivi à tous les stades de la maladie.

10e partie

RHUMATOLOGIE

Chapitre 10.1

AINS et corticoïdes

1. Cibles pharmacologiques

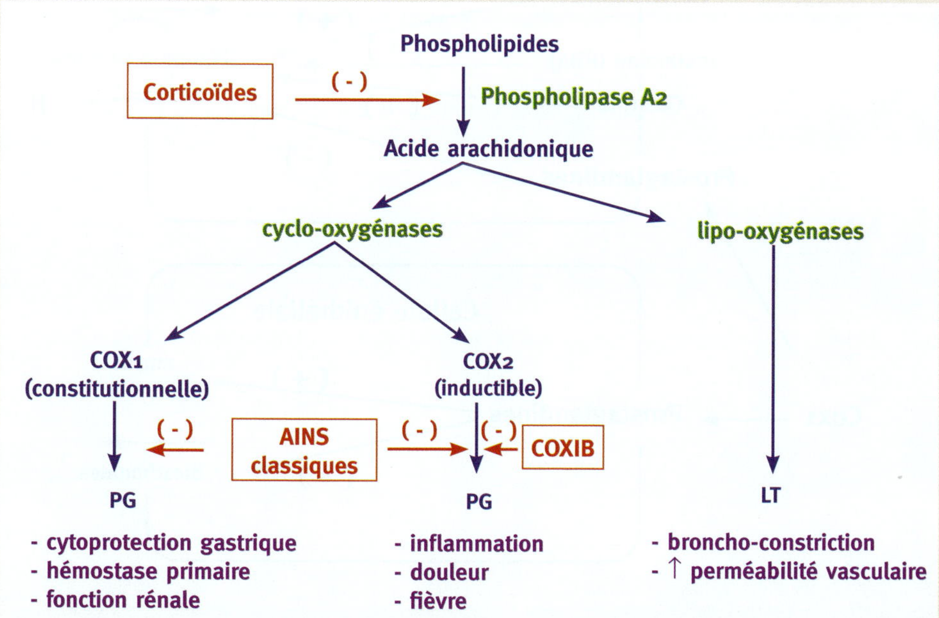

Le schéma présente la cascade des phospholipides membranaires et les principaux effets des PG et LT. En rouge les classes médicamenteuses et leurs cibles.

2. a. Médicament utilisé : AINS

2. 1. Effets recherchés

Effets recherchés par l'inhibition des COX : (i) **antalgique**, douleur par excès de nociception (périphérique et central) (ii) **antipyrétique** (centre thermorégulateur hypothalamus) (iii) **antiinflammatoire** (limitation diapédèse).

2. 2. Effets indésirables liés à l'inhibition de la synthèse des PG

2. 2. 1. Effets digestifs

La figure suivante représente une cellule pariétale et épithéliale, les mécanismes de régulation de la sécrétion d'ions H+ (stimulée par l'acétylcholine, l'histamine et la gastrine, freinée par la PGE2) et l'action des AINS à ce niveau.

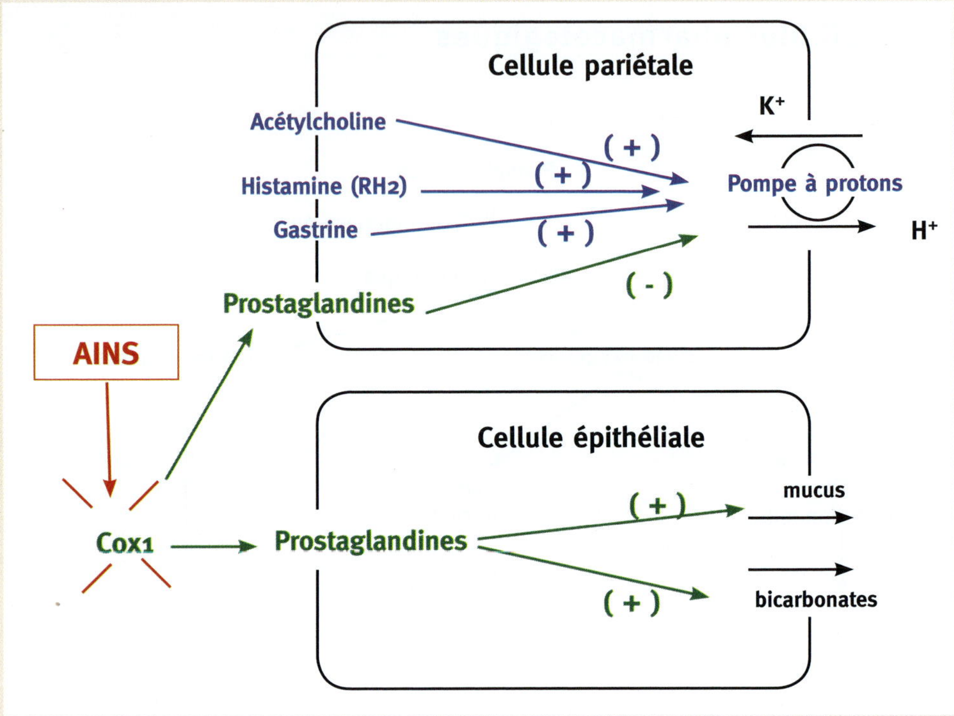

La COX 1 produit la PGE2 qui seule freine la sécrétion acide et augmente la sécrétion de mucus et bicarbonates protecteurs de la muqueuse gastrique. Lors de l'administration d'AINS : diminution sécrétion mucus et bicarbonates, augmentation H+ CI ulcères, ATCD ulcères, saignements sous AINS.

2. 2. 2. Action antiagrégante des AINS

Tous les AINS interfèrent avec les fonctions plaquettaires, mais seul l'aspirine a une AMM dans cette indication car il inhibe de façon irréversible la COX1. CI maladie hémorragique.

2. 2. 3. Atteinte de la fonction rénale

La figure suivante présente les mécanismes de maintien de la pression de filtration glomérulaire sous l'influence des PG et de l'angiotensine II.

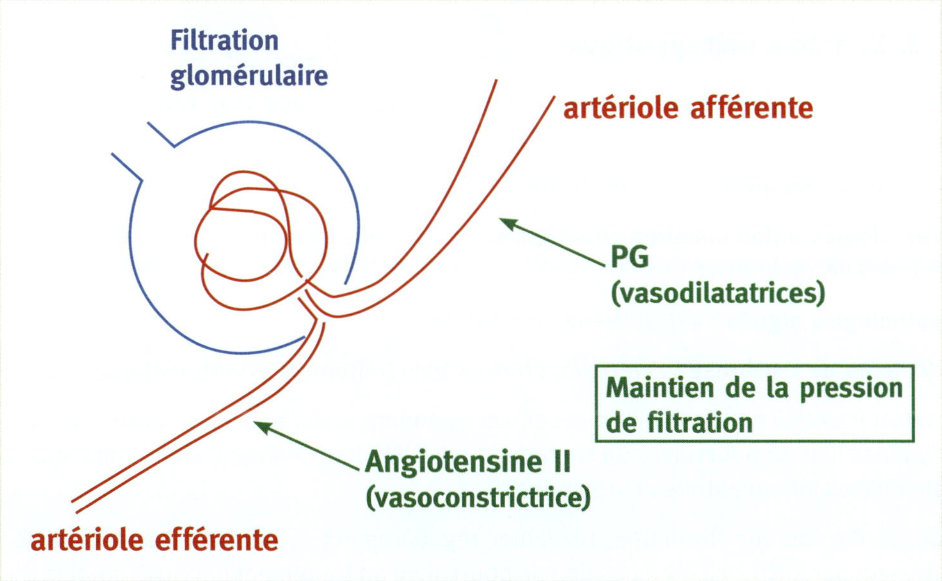

Lors de l'administration d'AINS, inhibition de la synthèse des PG vasodilatatrices :
- diminution du débit sanguin rénal ;
- diminution filtration glomérulaire.

Ce qui peut entraîner :
- rétention hydrosodée ;
- risque d'insuffisance rénale aiguë.

CI : insuffisance rénale

Adapté de Pathologies cardio-vasculaires, C.Libersa, J.Caron, 2e Edition, Masson

Interactions :

– médicaments à élimination rénale : Li, méthotrexate ;

– IEC, sartan : risque IR (surtout si sténose de l'artère rénale), diminution effet anti HTA ;

– diurétiques : risque IR, diminution effet anti HTA.

2. 2. 4. Diminution des contractions utérines

2. 2. 5. Action sur la fermeture du canal artériel

Risque fermeture prématurée canal artériel + risque retard accouchement + risque IR fœtus + risque hémorragie : CI grossesse

2. 2. 6. Autres EI

– **syndrome de Reye ;**
– **effets cutanés :** photosensibilisation, éruptions, Lyell, Stevens-Johnson ;
– **effets infectieux :** complications infectieuses (fasciites nécrosantes des lésions et des tissus mous (varicelle) ;

– **hypersensibilité** : (i) immédiate, allergie vraie : rare (ii) pseudo-allergies par augmentation de la voie de la lipooxygénase = leucotriènes ;

– **toxicité cardiovasculaire** : **CI** insuffisance cardiaque sévère, et pour les coxibs : ATCD coronariens, AOMI.

2. 3. Stratégie thérapeutique

• **Antalgique, antipyrétique** : à faible dose ; *ibuprofène* 200 mg, *kétoprofène* 50 mg, *aspirine*.

• **Anti-inflammatoire** : dose plus élevée

– **pathologies inflammatoires chroniques** : *naproxène*, *indométacine, acide niflumique, kétoprofène, diclofénac.*

– **pathologies aiguës** : *kétoprofène, ibuprofène.*

– **douleurs de l'arthrose** : *célécoxib, étoricoxib* en traitement symptomatique.

• Utiliser les AINS à la dose minimale efficace pendant la durée la plus courte possible → Il n'y a pas lieu de poursuivre un traitement par AINS lors des rémissions complètes des rhumatismes inflammatoires chroniques.

• En cas de douleur chronique, réévaluer régulièrement la nécessité et l'efficacité du traitement par AINS → Il n'y a pas lieu de poursuivre un traitement par AINS au-delà d'une période 1 à 2 semaines et sans une réévaluation clinique dans les lombalgies aiguës.

• Ne pas associer deux AINS.

• Respect des indications et des contre-indications en particulier pour l'association avec des anticoagulants.

• Éviter autant que possible chez le sujet âgé ; sinon utiliser les AINS à la dose minimale efficace pendant la durée la plus courte possible avec surveillance clinique.

• Maladie cardiovasculaire : préférer naproxène.

• Utiliser un IPP demi-dose si : âge ≥ 65 ans, Antécédents digestifs : UGD, œsophagite, Co-médications (corticoïdes, anticoagulants, aspirine...), Rhumatismes inflammatoires (PR), Comorbidités sévères (insuffisance cardiaque, diabète...), Infection à *Helicobacter Pylori.*

2. b. Médicament utilisé : CORTICOIDES

2. 1. Effets recherchés

Anti-inflammatoire, immunomodulatrice, anti-allergique. Corticoïdes de synthèse, dérivés de l'hormone naturelle l'hydrocortisone. Les corticoïdes de synthèse ont une puissance anti-inflammatoire > cortisol, une durée d'action plus longue et moins d'effets minéralo-corticoïdes.

2. 2. Effets indésirables attendus et doses dépendants

- **Complications métaboliques :**

– **métabolisme glucidique** : diabétogène ;

– **métabolisme lipidique** : redistribution des graisses (obésité facio-tronculaire, bosse de bison : Syndrome de Cushing), prise de poids par effet orexigène, Hyperlipidémie : ↑ TG (↑ lipolyse) ;

– **Métabolisme protéique** : ↑ catabolisme protéique : diminution de la masse musculaire, atrophie cutanée, diminution trame osseuse protéique de collagène.

- **Cutanées** : retard de cicatrisation, troubles de la pigmentation, chute de cheveux, acné, infections cutanéomuqueuses (folliculite bactérienne...), hypertrichose.
- **Muscles** : amyotrophie.
- **Os** :↓ transport intestinal du Ca, ↓ synthèse collagène, ↑ activité ostéoclastes ; ostéoporose : quasi constante pour corticothérapie en traitement prolongée, ostéonécroses têtes fémorales/humérales.
- **Complications hydro-électrolytiques** : rétention hydro sodée (HTA, risque de décompensation cardiaque et prise de poids), Hypokaliémie.
- **Retard de croissance.**
- **Accidents digestifs :** ulcères gastroduodénaux +/-.
- **Immunosuppression** (risque infectieux).
- **Complications hématologiques :** hyperleucocytose à polynucléaire (sans infection).
- **Troubles neuropsychiques :** insomnie excitation.

2. 3. Stratégie thérapeutique

- **Bilan préthérapeutique :**

– toujours : poids, taille, PA, existence diabète, maladie psy, HTA, ulcère gastrique, épisode infectieux évolutif ;

– TT prolongé : RX thorax, recherche foyers infectieux.

- Prévention ostéoporose induite si dose > 7,5 mg/j pendant plus de 3 mois.
- Arrêt : risque d'insuffisante corticotrope.

• **Corticoïdes en cure courte** (≤ 15 jours consécutifs) : Arrêt brutal sans risque pour la surrénale, mais rebond possible de la maladie si pas guérie.

• **Corticoïdes en cure prolongée** (≥ 7,5 mg/j équivalent prednisone) : Arrêt progressif pour éviter le rebond de la maladie et l'insuffisance surrénale due à l'atrophie des glandes surrénales liée au frein de l'axe hypothalamo hypophysaire (diminution du corticoïde de synthèse jusqu'à 5 mg équivalent prednisone, remplacement par hydrocortisone 30 mg/j puis dosage cortisol le matin/test synachtene).

ITEMS CONCERNÉS

UE 10- N° 326. . Prescription et surveillance des classes de médicaments les plus courantes chez l'adulte et chez l'enfant. Connaître pour chacune les mécanismes d'action de classe et des produits individuels, les principes du bon usage, les critères de choix d'un médicament en première intention, les causes d'échec, les principaux effets indésirables et interactions

– Principales classes d'antibiotiques, d'antiviraux, d'antifongiques et d'antiparasitaires (voir item 173).
– Anti-inflammatoires stéroïdiens et non stéroïdiens
– Antihypertenseurs (voir item 221).
– Antithrombotiques (voir item 224).
– Diurétiques (voir item 264).
– Psychotropes (voir item 72).
– Hypolipémiants et médicaments du diabète (voir items 220, 245).
– Antalgiques (voir item 132).
– Contraceptifs, traitement de la ménopause et des dysfonctions sexuelles (voir items 35, 120, 122).
– Anticancéreux (voir item 291).

Chapitre 10.2

Antalgiques

1. Cibles pharmacologiques

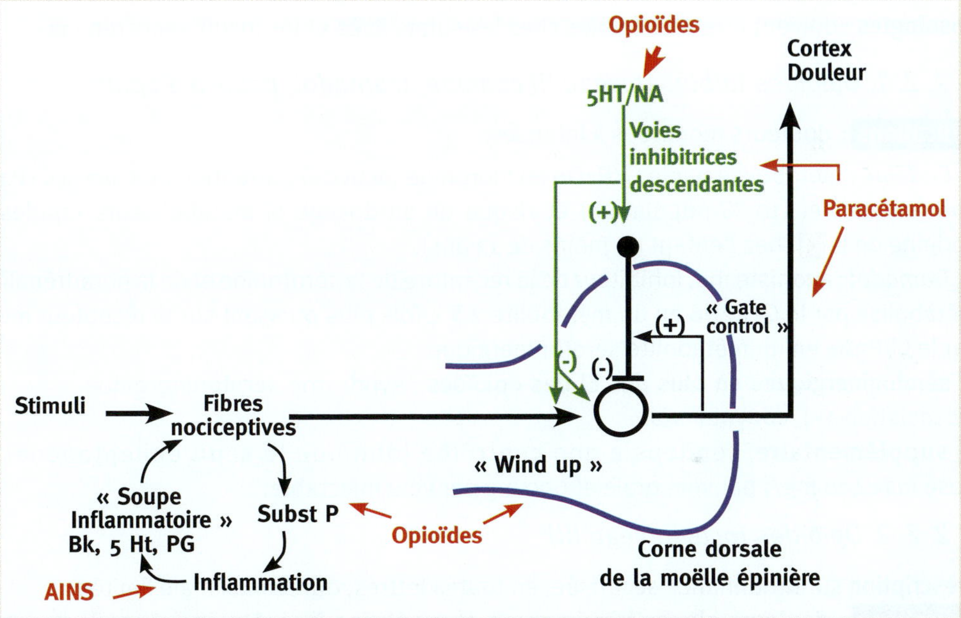

La figure représente de manière extrêmement schématique la stimulation nociceptive, les neurones afférents nociceptifs, la moelle épinière, les voies spinothalamiques, les voies descendantes inhibitrices supra-médullaires (sérotoninergiques et noradrénergiques) qui partent du tronc cérébral. Les médicaments et leurs niveaux d'action sont représentés en rouge.

2. Médicaments utilisés

2. 1. Médicaments de niveau I : analgésiques non opioïdes

Aspirine, AINS : cf. fiche AINS.

Paracétamol : antalgique, antipyrétique ; douleurs faibles à modérées, 4 g/24 h (3 chez sujet âgé et posologie diminuée chez insuffisant rénal, malnutrition chronique, alcoolisme chronique, déshydratation).

CI : insuffisance hépato-cellulaire.

EI : rares, hépato-toxicité si surdosage.

2. 2. Opioïdes

Effets des opioïdes : analgésie (périphérique, spinale et supra spinale), dépression respiratoire, myosis (persistant), constipation (attention persistante associer laxatif), nausées vomissements (s'estompent), dysurie, prurit, euphorie, sédation (s'estompe).
Important : dépendance (attention syndrome de sevrage aux opioïdes) pour tous les opioïdes.
CI : insuffisance respiratoire décompensée, insuffisance hépato-cellulaire sévère, insuffisance rénale sévère (< 15 ml/min).

Surdosage : somnolence, diminution de la fréquence respiratoire ; antagoniste naloxone.

Posologies : doivent être plus faibles chez les sujets âgés et les insuffisants rénaux.

2. 2. 1. Opioïdes faibles (niveau II) codéine, tramadol, poudre d'opium

Indications : douleurs modérées à intenses.

Codéine : métabolisé par le CYP2D6 en morphine (activité) ; attention inactive si CYP2D6 non fonctionnel (10 % population) et risque de surdosage si métaboliseurs rapides (à l'origine de la CI chez l'enfant de moins de 12 ans).
Tramadol : agoniste mu, inhibiteur de la recapture de la sérotonine et de la noradrénaline. Métabolisé par le CYP2D6 en un métabolite 2 à 4 fois plus puissant sur le récepteur mu et par le CYP3A4 en un métabolite sérotoninergique.
EI sérotoninergiques en plus des EI des opioïdes : syndrome sérotoninergique (association ++), convulsions.
CI supplémentaire : épilepsie non contrôlée (diminue le seuil épileptogène). Dose max 400 mg/j par voie orale et 600 mg par voie injectable.

2. 2. 2. Opioïdes forts (niveau III)

Prescription sur ordonnance sécurisée, en toutes lettres, durée maximale limitée.
Indications : douleurs aigues très intenses et modérées à sévères ne répondant pas au palier II ; douleurs chroniques cancéreuses et non cancéreuses (attention, deuxième intention avec prudence).

Précaution d'emploi : nécessité de prévenir la constipation de façon SYSTEMATIQUE.

Agonistes purs des récepteurs mu : morphine, hydromorphone, oxycodone, fentanyl, méthadone (AMM traitement de substitution aux opioïdes).
Agoniste partiel des récepteurs mu : buprénorphine (AMM douleur et traitement de substitution aux opioïdes pour la BHD – buprénorphine haut dosage).
Agoniste kappa – antagoniste mu : nalbuphine.

Attention : affinité : agonistes < agonistes partiels < antagonistes.
Donc si administration de buprénorphine chez un patient recevant de la morphine : syndrome de sevrage ; si administration de morphine chez un patient recevant de la buprénorphine : aucun effet.

2. 3. Autres

Nefopam : antalgique d'action centrale avec des effets atropiniques.
En IV dose max 120 mg/jour.

3. Stratégies thérapeutiques

• **Objectifs** : prévenir la douleur, supprimer la mémoire de la douleur, maintenir une conscience la plus normale possible, maintenir une communication, faciliter l'administration des autres traitements.

• **Privilégier en antalgie les agonistes purs.**
Principe de titration des opioïdes.
Surveillance ++
Rotation des opioïdes.

• **Douleurs aiguës :** utiliser d'emblée les opioïdes si douleur intense sinon après échec des autres antalgiques.

• **Douleurs chroniques :**

– ***cancéreuses*** **:** traitement de fond + traitements accès paroxystiques.

– ***non cancéreuses*** **:** utilisation plus rare, après échec des prises en charges thérapeutiques, en privilégiant cures courtes ; éviter si ATCD addiction.

ITEMS CONCERNÉS

UE 5- N° 132. Thérapeutiques antalgiques, médicamenteuses et non médicamenteuses

– Argumenter la stratégie de prise en charge globale d'une douleur aiguë ou chronique chez l'adulte.
– Connaître et prescrire les thérapeutiques antalgiques médicamenteuses et non médicamenteuses (voir item 326).
– S'assurer de l'efficacité d'un traitement antalgique et l'adapter en fonction de l'évaluation.

Chapitre 10.3

Métabolisme phosphocalcique

1. Cibles pharmacologiques

1. 1. Rappels

• Balance calcique positive ou équilibrée : 1,25$(OH)_2$D3 stimule l'absorption intestinale du Ca. Favorise la minéralisation osseuse.

• Balance calcique négative : hypocalcémie → augmentation PTH → diminution excrétion urinaire du calcium, augmentation absorption intestinale calcium, mobilisation du calcium à partir de l'os (par les ostéoclastes (OC)).

D'où la nécessité absolue d'équilibrer les apports en calcium et en vit D avant d'initier tout traitement de l'ostéoporose et pendant le traitement.

1. 2. Cibles pharmacologiques ostéoporose

Réduire la résorption osseuse ou augmenter la formation.
Agir sur l'os cortical ou l'os trabéculaire (vertèbre = hormono-dépendant).

Très schématiquement, la résorption osseuse modulée par les œstrogènes, les glucocorticoïdes et la calcitonine (à gauche sur la figure) nécessite le recrutement des ostéoclastes sous l'influence de la PTH et des cytokines et leur différenciation (action des OB). Cette voie est la cible de plusieurs médicaments (denosumab, raloxifène et biphosphonates). Le teriparatide et le strontium agissent au niveau de la voie de la synthèse osseuse.

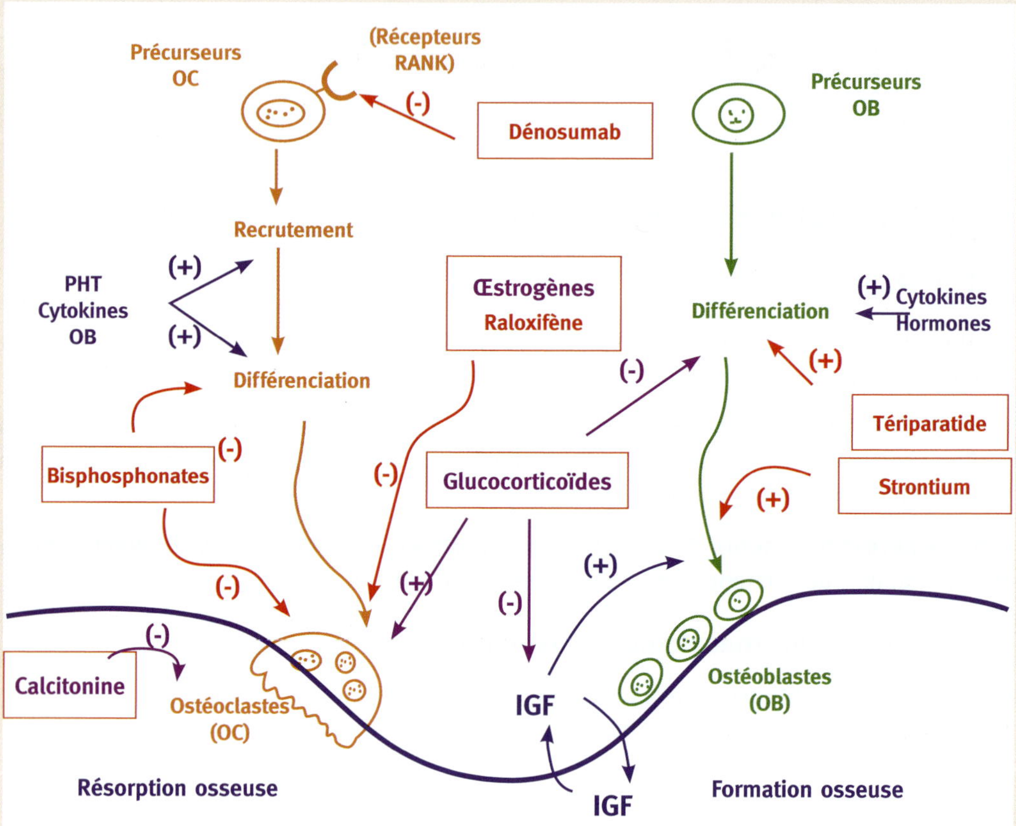

Adapté de Rang and Dales Pharmacology, eighth édition Elsevier

2. Médicaments utilisés

2. 1. Bisphosphonates (alendronate, risédronate, zolédronate)

Inhibent résorption osseuse par les ostéoclastes (altération de leur morphologie, stimulation de l'apoptose).

Indications : ostéoporose, maladie de Paget, hypercalcémie, métastases osseuses.

EI : ulcération œsophagienne (ne pas s'allonger dans les 30 minutes suivant la prise) ; ostéonécrose de la mâchoire (bilan bucco-dentaire, surveillance 1 fois/an) ; ostéonécrose du conduit auditif externe ; fractures « atypiques » du fémur.

Zolédronate : syndrome pseudo grippal, fibrillations auriculaires, atteintes rénales.

2. 2. Raloxifène : SERM (Selective Estrogen Receptor Modulator)

Indication : ostéoporose trabéculaire (vertèbre).
EI : risque accru d'accidents thromboembolique veineux ; bouffées de chaleur.
CI : ATCD d'accidents thromboemboliques veineux ; patientes ayant signes ou symptômes de cancer de l'endomètre.

2. 3. (Ranélate de strontium : Dernière ligne de traitement EI +++++)

2. 4. Tériparatide : (segment actif de la PTH) ostéoformateur, en stimulant la réaction de l'os après une rapide résorption osseuse due à la PTH.

Indication : ostéoporose, par voie sous-cutanée tous les jours pendant 18 mois, en deuxième intention.

2. 5. Dénosumab : anticorps dirigé contre les récepteurs RANK (qui stimulent la différenciation et activent des ostéoclastes).

Indication : ostéoporose.
EI : ostéonécrose de la mâchoire ; hypocalcémie (surveillance) ; deuxième intention.

2. 6. Traitement hormonal de la ménopause (**indications** : troubles climaté-riques + ostéoporose)

3. Stratégie thérapeutique

- Avant tout traitement spécifique, on procèdera à la correction d'une éventuelle carence en vitamine D et/ou d'une carence calcique.
- Sevrage tabagique.
- L'exercice physique et la prévention des chutes font partie de la prise en charge globale des patients ostéoporotiques.
- Pas de preuve scientifique pour les associations.
- Choix fonction de :

– première intention femme ménopausée : SERM ;
– première intention : Biphosphonates ;
– deuxième intention Tériparatide ou dénosumab.
– **CI** médicaments ;
– risque de fracture vertébrale, périphérique, hanche.

3. 1. Conduite à tenir en l'absence de fracture[1]

1) Si densitométrie osseuse > – 2,5 DS

Ne pas traiter, refaire densitométrie après 3 ans.

2) Si densitométrie osseuse ≤ – 2,5 DS et facteur de risque ou densitométrie osseuse < – 3 DS

Traiter par :

- bisphosphonates (hommes et femmes),
- Raloxifène, chez la femme ménopausée, avec ostéoporose rachidienne prédominante,
- Dénosumab en deuxième intention.

Facteurs de risque :

- âge > 60 ans,
- antécédent de fracture par fragilité,
- corticothérapie systémique prolongée,
- IMC < 19 kg/m^2,
- ménopause avant 40 ans,
- tabac – alcool,
- antécédent familial de fracture du col fémoral, parent au 1er degré.

3. 2. Conduite à tenir si fracture ostéoporotique (d'après HAS)

1) Densitométrie > – 1 : ne pas traiter

2) Densitométrie > – 2,5 et < – 1 avec fracture du col fémoral, du bassin, des 3 côtes, de l'humérus, ou densitométrie ≤ – 2,5

Traitement plusieurs années (5 à 10 ans) :

- bisphosphonates
- Raloxifène si femme ménopausée et fractures vertébrales
- Tériparatide (24 mois) si au moins 2 fractures vertébrales.

3) Si densitométrie > – 2,5 et < – 1 ne touchant pas le col, le bassin, 3 côtes ou l'humérus.

À discuter.

1 HAS 2014, Les médicaments de l'ostéoporose, Bon usage du médicament.

3. 3. Si corticothérapie (> 7,5 mg/j pendant 3 mois)

– En préventif si densitométrie ≤ 1,5 DS

– En curatif si fracture, densitométrie inutile.

– Traitement : bisphosphonates ou tériparatide (si 2 fractures vertébrales).

ITEMS CONCERNÉS

UE 5- N° 124. Ostéopathies fragilisantes

– Diagnostiquer une ostéoporose, évaluer le risque fracturaire.
– Argumenter l'attitude thérapeutique devant une ostéoporose et planifier le suivi du patient.
– Diagnostiquer une ostéomalacie et connaître les principes du traitement d'une ostéomalacie carentielle.

11e partie

UROLOGIE

Chapitre 11.1

Hypertrophie bénigne de la prostate

1. Cibles pharmacologiques

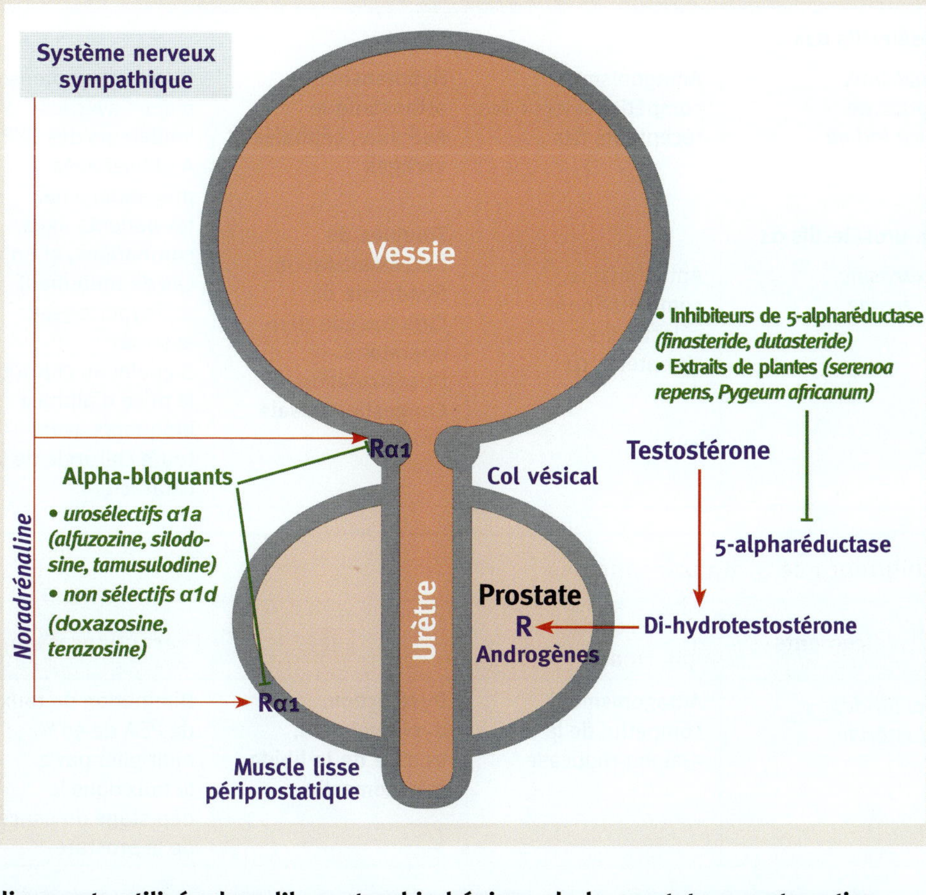

Médicaments utilisés dans l'hypertrophie bénigne de la prostate symptomatique : « On ne traite pas une prostate hypertrophiée mais un patient plus ou moins gêné » :

- **Alpha-bloquants** : blocage des récepteurs alpha-1 (urosélectivité α1a) permettant une relaxation du col vésical et du muscle lisse péri-prostatique. Action rapide (6 à 48 h).

• **Inhibiteurs de la 5-alpharéductase** : blocage de la transformation de la testostérone en di-hydrotestostérone par la 5-alpharéductase permettant une diminution du volume prostatique. Diminution du volume de la prostate au bout de 6 mois de traitement.

• **Extraits de plantes** : mécanisme d'action mal connu, vraisemblable par blocage de la 5-alpharéductase.

2. Médicaments utilisés

Alpha-bloquants			
Médicaments	**Propriétés pharmacologiques**	**EI communs**	**Précautions d'emploi communes**
Urosélectifs α1a : *Alfuzosine,* *Silodosine,* *Tamsulodine*	Antagonisme compétitif sélectif des récepteurs α1a	**Hypotension orthostatique** **Asthénie, céphalées, vertiges**	Risque d'hypotension majoré avec les inhibiteurs des CYP3A. A utiliser avec précaution chez les patients âgés, coronariens, et en cas de traitement antihypertenseur associé. Signaler au chirurgien la prise d'alpha-1 bloquants avant toute chirurgie de la cataracte.
Non-urosélectifs α1 *Doxazosine,* *Terazosine*	Antagonisme compétitif non-sélectif des récepteurs α1	**Troubles de l'accommodation** **Syndrome de l'iris flasque péri-opératoire** **Dyséjaculation** **Congestion nasale** **Bronchite**	

Inhibiteurs de 5-alpha-réductase			
Médicaments	**Propriétés pharmacologiques**	**EI**	**Précautions d'emploi**
Finastéride, *Dutastéride*	Antagonisme compétitif de la 5-alpha-réducase	**Dysérection, dyséjaculation, trouble de la libido, gynécomastie**	Diminution du taux de PSA de 50 %: multiplier par 2 le taux dans le dépistage du cancer de la prostate

Extraits de plante	
Médicaments	**Propriétés pharmacologiques**
Serenoa repens, Pygeum africanum	Mal connues Antagonisme compétitif de la 5-alpha-réducase

3. Stratégie thérapeutique

• **Symptômes légers (score I-PSS < 7) : abstention thérapeutique, surveillance annuelle des symptômes et de la qualité de vie**

Règles hygiéno-diététiques : réduction des apports hydriques après 18 heures, diminution de la consommation de caféine et d'alcool, traitement d'une constipation associée, arrêt des traitements favorisant la dysurie (anticholinergiques, neuroleptiques...).

• **Troubles gênants sans complications : traitement médicamenteux symptomatique**

– **Prostate < 40 cc :** Traitement par alpha-bloquants en première intention, formes urosélectives et à libération prolongée sont à privilégier (meilleure tolérance).

– **Prostate > 40 cc et/ou PSA > 1.4-1.6 ng/mL :** Traitement par inhibiteurs de la 5-alpharéductase seul ou en association avec un alphabloquant.

– **Extraits de plante :** Traitements considérés comme une option des troubles liés à l'HBP pour l'AFU (grade D), ils ne sont pas recommandés par l'EAU.

• **Troubles gênants avec complications (ou sur décision du patient) : chirurgie**

Références

1. *Recommandations AFU 2012/EAU 2015.*

ITEMS CONCERNÉS

UE 5- N° 123. Hypertrophie bénigne de la prostate

- Diagnostiquer une hypertrophie bénigne de la prostate.
- Argumenter l'attitude thérapeutique et planifier le suivi du patient.

Chapitre 11.2

Troubles érectiles

1. Cibles pharmacologiques

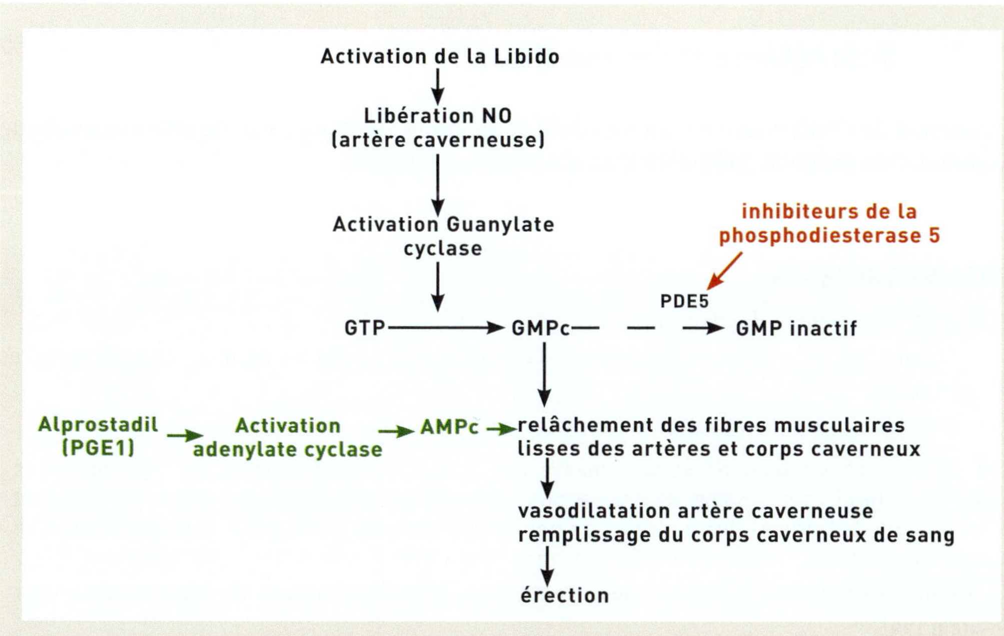

2. Médicaments utilisés

2. 1. Inhibiteurs de la phosphodiestérase 5 (*sildenafil, tadalafil, vardenafil*)

- Voie orale, ≈ 1 h avant toute activité sexuelle ou administration quotidienne.
- EI : Flush, céphalées, dyspepsies, troubles de la vision, douleurs musculaires (tadalafil).

⚠ Mise en garde chez les patients ayant des pathologies cardiovasculaires.

- IM Interactions médicamenteuses : métabolisme par CYP450 3A : interaction avec inhibiteurs (macrolides, antifongiques imidazolés, ritonavir, saquinavir) et inducteurs CYP450 3A4.

- **CI** : dérivés nitrés (↑risque hypotension) et alpha bloquants.
- Adaptation posologie si IR ou insuffisance hépatique sévère.

2. 2. *Alprostadil* = prostaglandine E1

- Administration par voie intra-caverneuse, (voie transurétrale : moins efficace)
- Posologie : période de titration pour obtenir une érection complète en 5 à 10 min et qui ne doit pas durer plus d'une heure.
- **EI** : douleur pénienne (≈ 30 % des patients), priapisme, fibrose suite aux injections répétées, hématome au point d'injection.

3. Stratégie thérapeutique

Traitement de 1re intention : inhibiteurs de la phosphodiestérase 5 ; activité pharmacologique si stimulation sexuelle préalable (pas d'action sur la libido).

ITEMS CONCERNÉS

UE 5- N° 122. Trouble de l'érection

- Argumenter les principales hypothèses diagnostiques, justifier les examens complémentaires pertinents.
- Citer les moyens thérapeutiques (voir item 326).

UE 10- N° 326. Prescription et surveillance des classes de médicaments les plus courantes chez l'adulte et chez l'enfant. Connaître pour chacune les mécanismes d'action de classe et des produits individuels, les principes du bon usage, les critères de choix d'un médicament en première intention, les causes d'échec, les principaux effets indésirables et interactions

- Principales classes d'antibiotiques, d'antiviraux, d'antifongiques et d'antiparasitaires (voir item 173).
- Anti-inflammatoires stéroïdiens et non stéroïdiens
- Antihypertenseurs (voir item 221).
- Antithrombotiques (voir item 224).
- Diurétiques (voir item 264).
- Psychotropes (voir item 72).
- Hypolipémiants et médicaments du diabète (voir items 220, 245).
- Antalgiques (voir item 132).
- Contraceptifs, traitement de la ménopause et des dysfonctions sexuelles (voir items 35, 120, 122).
- Anticancéreux (voir item 291).

OUVRAGE DU COLLÈGE

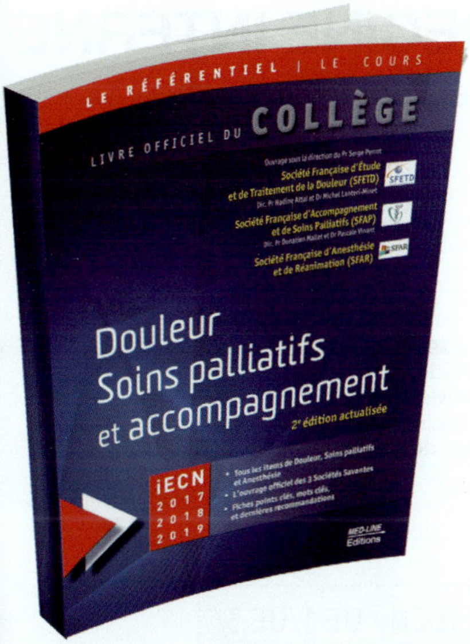

DOULEUR, SOINS PALLIATIFS ET ACCOMPAGNEMENT

2e édition actualisée

Le livre du COLLÈGE

conçu et rédigé par
la **Société Française d'Étude et de Traitement de la Douleur** (SFETD),
par la **Société Française d'Accompagnement et de Soins Palliatifs** (SFAP)
et par **la Société Française d'Anesthésie et de Réanimation** (SFAR)

IECN - UE 5

ISBN 978-2-84678-186-2
35 €

LE BON USAGE DU MÉDICAMENT ET DES THÉRAPEUTIQUES NON MÉDICAMENTEUSES

3e édition actualisée

NOUVEAUTÉ

Le livre des COLLÈGES

conçu et rédigé par le **Collège National de Pharmacologie Médicale** (CNPM)
et par **le Collège National des Enseignants de Thérapeutique** (APNET)

IECN - UE 10

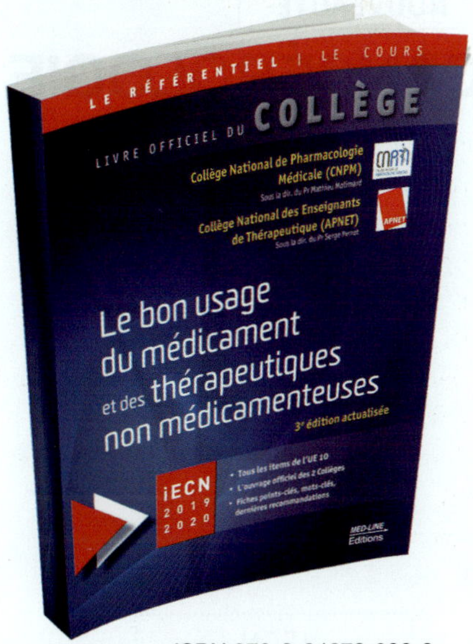

ISBN 978-2-84678-228-9
39 €

www.med-line.fr

Éditions Med-Line | 127, rue Jeanne d'Arc, 75013 Paris | Tél. : 09 70 77 11 48 - www.med-line.fr

Tous nos ouvrages sont disponibles en librairie

OUVRAGES DU COLLÈGE

NOUVEAUTÉ

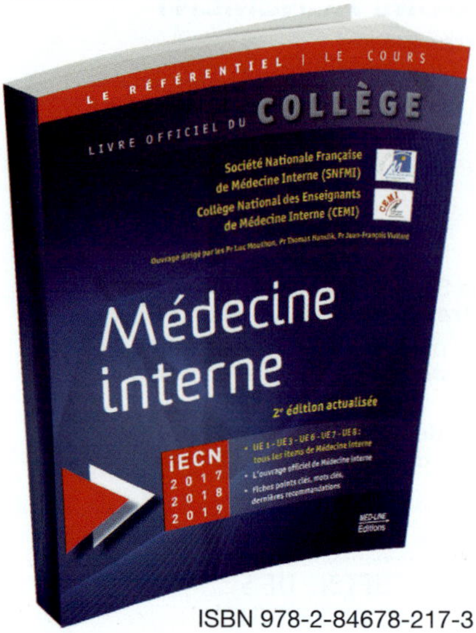

ISBN 978-2-84678-217-3
39 €

MEDECINE INTERNE

2e édition actualisée

Le livre du COLLÈGE

réalisé par le Collège National des Enseignants de Médecine Interne (CEMI) sous l'égide de la Société Nationale Française de Médecine Interne (SNFMI)

IECN - UE 1/UE 3/ UE6/UE 7/UE8

NOUVEAUTÉ

CANCÉROLOGIE

Le livre du COLLÈGE

réalisé par le Collège National des Enseignants en Cancérologie (CNEC)

IECN

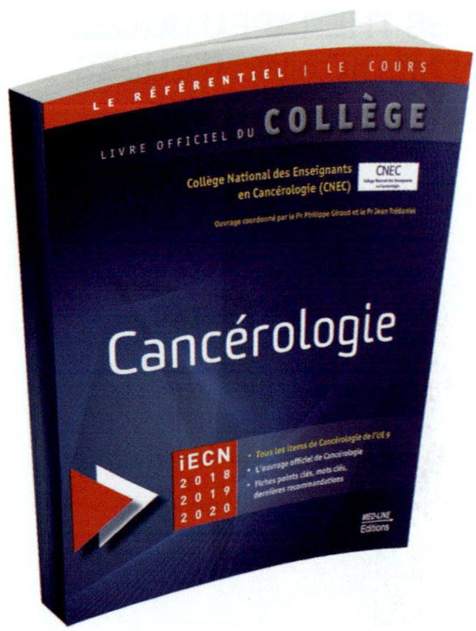

ISBN 978-2-84678-219-7
39 €

OUVRAGE DES COLLÈGES

URGENCES, DÉFAILLANCES VISCÉRALES AIGUËS, SITUATIONS EXCEPTIONNELLES

NOUVEAUTÉ

2e édition actualisée

Le livre du COLLÈGE

réalisé par
le Collège National
des Universitaires
de Médecine d'Urgence (CNUMU)
et le Collège National
des Enseignants
de Thérapeutique (APNET)

IECN - UE 11

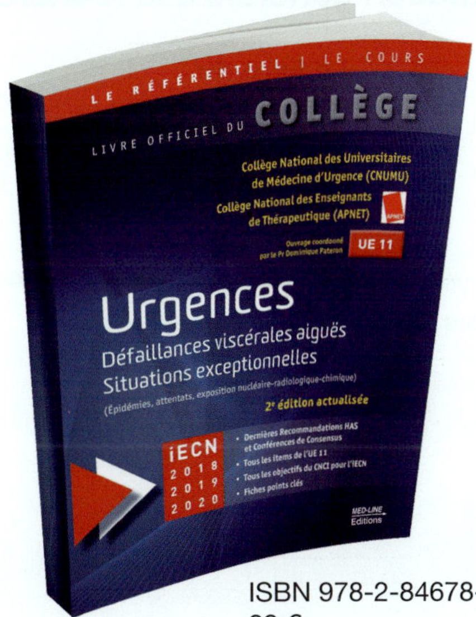

ISBN 978-2-84678-218-0
39 €

LE RÉFÉRENTIEL | LE COURS

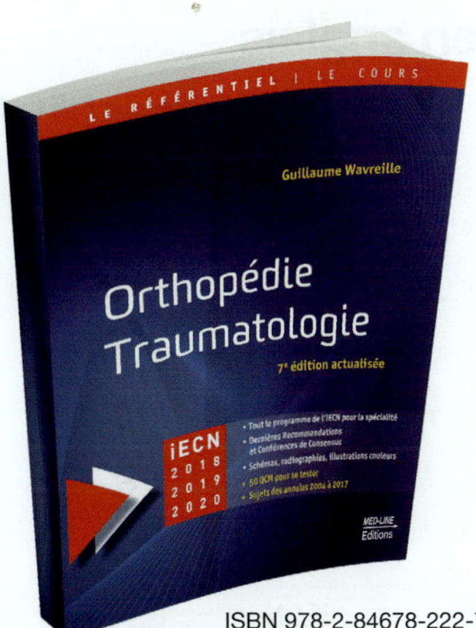

NOUVEAUTÉ

ORTHOPÉDIE TRAUMATOLOGIE

7e édition actualisée

ISBN 978-2-84678-222-7
30 €

www.med-line.fr
Éditions Med-Line | 127, rue Jeanne d'Arc, 75013 Paris | Tél. : 09 70 77 11 48 - www.med-line.fr
Tous nos ouvrages sont disponibles en librairie

OUVRAGES DU COLLÈGE

LCA – UE 12

Formation générale à la recherche

Le livre du COLLÈGE

conçu et rédigé par la
Collège National des Enseignants de Thérapeutique (APNET)

IECN - UE 12

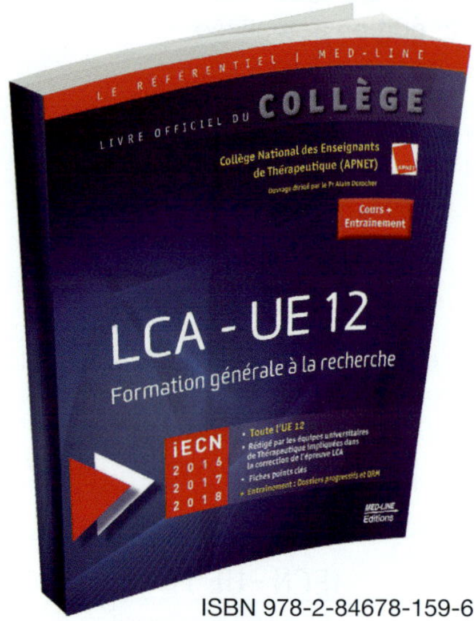

ISBN 978-2-84678-159-6
25 €

OUVRAGE VALIDÉ PAR LE COLLÈGE

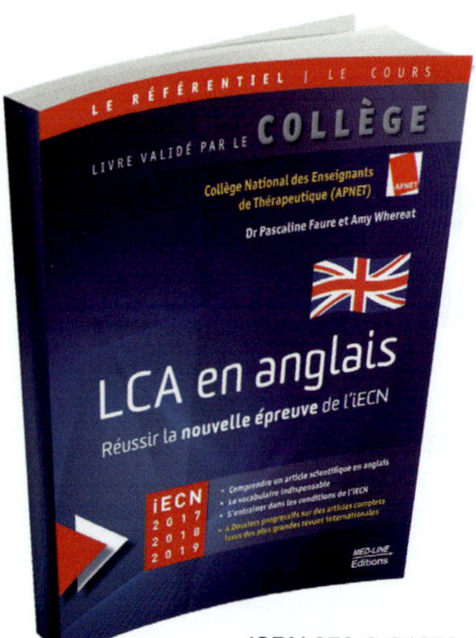

ISBN 978-2-84678-191-6

LCA en anglais

Réussir la nouvelle épreuve de l'iECN

Validé par le COLLÈGE

Collège National des Enseignants de Thérapeutique (APNET)
Dr Pascaline Faure et Amy Whereat

iECN

www.med-line.fr
Éditions Med-Line | 127, rue Jeanne d'Arc, 75013 Paris | Tél. : 09 70 77 11 48 - www.med-line.fr
Tous nos ouvrages sont disponibles en librairie

Cet ouvrage a été achevé d`imprimer
par Pulsioprint.com en juillet 2018
Imprimé en France